病理诊断免疫组化手册

主编：陈　杰

编者：（按姓氏汉语拼音排序）

陈　杰　北京协和医院病理科

李甘地　四川大学华西医院病理科

梁智勇　北京协和医院病理科

刘卫平　四川大学华西医院病理科

卢朝辉　北京协和医院病理科

韦立新　中国人民解放军总医院病理科

杨文涛　上海复旦大学肿瘤医院病理科

郑　杰　北京大学医学部病理学系

朱明华　上海市第二军医大学长海医院病理科

朱雄增　上海复旦大学肿瘤医院病理科

周　桥　四川大学华西医院病理科

秘书：

常晓燕　北京协和医院病理科

中国协和医科大学出版社

图书在版编目（CIP）数据

病理诊断免疫组化手册/陈杰主编. ——北京：中国协和医科大学出版社，2014. 10

ISBN 978-7-5679-0117-9

Ⅰ. ①病…　Ⅱ. ①陈…　Ⅲ. ①免疫诊断－组织化学－手册　Ⅳ. ①R446. 6-62

中国版本图书馆 CIP 数据核字（2014）第 128380 号

病理诊断免疫组化手册

主　　编：陈　杰
责任编辑：戴申倩

出版发行：中国协和医科大学出版社
　　　　　（北京市东城区东单三条 9 号　邮编 100730　电话 010 - 65260431）
网　　址：www.pumcp.com
经　　销：新华书店总店北京发行所
印　　刷：小森印刷（北京）有限公司

开　　本：700×1000　1/16
印　　张：16. 5
字　　数：250 千字
版　　次：2014 年 11 月第 1 版
印　　次：2023 年 9 月第 5 次印刷
定　　价：68. 00 元

ISBN 978-7-5679-0117-9

前　言

　　免疫组织化学（免疫组化）是当前临床病理诊断中不可或缺的重要辅助诊断技术，没有免疫组化的开展，很多疾病不能得到确切的诊断，也不能得到及时有效的治疗。目前，免疫组化在三级医院已普遍开展，甚至一些条件较好的二级医院都已开展了免疫组化工作。从全国的情况看，免疫组化的开展，还不够规范，染色质量也参差不齐。对于具体的一种疾病，应该做哪些种免疫组化才合适？哪些免疫组化项目是应做的？哪些则是可做可不做的？尚无统一的认识。这些不仅是病理免疫组织化学专业的规范问题，而且也是卫生经济学的成本-效益问题，关系到医改、医保以及患者看病难、看病贵等大问题。因为恰当的免疫组化既可以达到准确诊断的目的，又尽可能减少医疗花费、达到合理诊疗的目的。

　　本书就是基于以上考虑，在国家卫生行业基金的资助下，集全国多位知名病理学专家的多年从业经验和睿智于一体，编写了这本《病理诊断免疫组化手册》。本书分为15章，以常见疾病的免疫组化应用为主，力求简洁明了、实用方便。同时配以典型的图片，以供从事临床病理诊断的医生参考。希望此书能成为临床病理医师的案头工具，也可为在学的医学本科生、研究生，接受培训的住院医师提供参考。

　　感谢在本书编写过程中，北京协和医院病理科周炜洵、肖雨、王文泽、赵大春、姜英、李霁、李媛等医师在校对等方面给予的大力帮助。感谢常晓燕医师作为本书的编写秘书，在本书编写的组织协调、文字统筹等方面付出的心血。

　　由于编撰的时间较短，编著者的水平有限等原因，本书不可避免会有这样那样的缺点和不足，还望广大读者批评指正。

陈　杰

2014年9月

目　录

第一章　免疫组织化学的一般原则和标准化

免疫组织化学经过 40 年的发展，特别是近 20 年来已广泛应用于医学生物学研究和诊断病理学的实践中，成为鉴定组织和细胞中蛋白质、多肽和碳水化合物分子的重要手段。但是在免疫组织化学技术的应用实践中还存在不少问题，尚需不断强调免疫组织化学试剂和方法的规范化，进一步加深对抗体的应用范围、特异性和敏感性的认识，重视非特异性染色的消除，推广合理的组织固定程序，正确判断和解读免疫组织化学结果，清醒意识到免疫组织化学应用过程中的一些问题。上述问题许多源于对免疫组织化学一般原则和标准化的认识缺位，应引起从事免疫组织化学的技术操作人员、研究人员和病理医生的重视。

组织化学是借助化学反应鉴定组织中特定化学成分的形态学方法，而免疫组织化学是一种特殊的组织化学方法。免疫组织化学（immunohistochemistry）或免疫细胞化学（immunocytochemistry）通过抗体与所识别的组织或细胞中的抗原成分的特异性结合来鉴定这些抗原分子。免疫组织化学染色常常由 2 个要素组成：识别的组织或细胞中的抗原成分的抗体和标记于抗体上的示踪剂。可用做示踪剂的分子包括：酶分子、荧光素分子和重金属原子等。荧光素分子可在荧光显微镜下观察到，而派生出免疫荧光（immunofluorescence）方法。免疫荧光技术通常采用 FITC（异硫氰酸荧光黄）和 TRITC（四甲基异硫氰酸罗丹明）做示踪剂，FITC 的最大吸收光谱为 490～495nm，最大发射光谱为 520～530nm；TRITC 的最大吸收光谱为 550nm，最大发射光谱为 620nm，选择适当的荧光滤片便可进行观察。

而重金属原子（例如金颗粒）可在电子显微镜下观察到，是免疫电镜的主要示踪剂，不同大小的金颗粒还可以同时进行多重标记。

免疫酶技术通常采用碱性磷酸酶做示踪剂，虽然他们不能在光学显微镜下被观察到，但可催化无色的底物产生有色的沉淀物，便可借助光学显微镜下被观察到。以辣根过氧化物酶作示踪剂所采用的底物通常为 DAB（3，3-二氨基联苯胺）或 AEC（3-氨基-9-乙基咔唑），分别产生棕色和红色沉淀物；以碱性磷酸酶做示踪剂所采用的底物通常为 NBT 或 BCIP（氯化硝基四氮唑蓝或 5-溴-4-氯-吲哚基-磷酸盐）、坚牢蓝或坚牢红。

一、免疫组织化学方法

目前已经创建了多种免疫组织化学方法，包括直接法（用酶分子或荧光素分子直接标记识别抗原的特异性抗体）、间接法（用酶分子或荧光素分子直接标记第二抗体，而第二抗体则为识别特定种属免疫球蛋白Fc段的通用抗体）（图1-1）、酶桥法（以识别特定种属免疫球蛋白Fc段的通用抗体为桥将识别抗原的特异性抗体与酶标记抗体连接起来，识别抗原的特异性抗体与酶标记抗体需要来自同一种属）、PAP（辣根过氧化物酶抗辣根过氧化酶）法、ABC（卵白素-生物素-辣根过氧化物酶复合物）法、LSAB（酶标链卵白素-生物素）法、各类多聚体方法等。

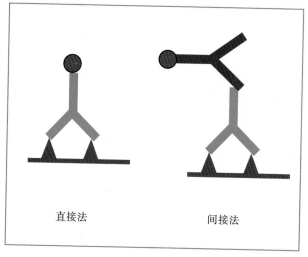

直接法　　　　　　　　间接法

图 1-1　免疫组织化学直接法和间接法示意图

本章将重点介绍 PAP 法、ABC 法、LSAB 法、APAAP（碱性磷酸酶抗碱性磷酸酶）法和各类多聚体方法。

PAP 法在滴加识别抗原的特异性抗体（第一抗体）后，滴加识别第一抗体种属免疫球蛋白Fc段的第二抗体，然后滴加与第一抗体同一种属来源的 PAP 复合物，最后用酶的底物显色（图1-2）。PAP 复合物是由 2 个抗辣根过氧化物酶的抗体分子与 3 个辣根过氧化物酶分子预先形成的，市场出售的 PAP 复合物由小鼠和兔的 PAP 复合物。

ABC 法在滴加识别抗原的特异性抗体（第一抗体）后，滴加生物素标记的识别第一抗体种属免疫球蛋白Fc段的第二抗体，然后滴加卵白素–生物素–辣根过氧化物酶复合物（用前 30 分钟配制），最后用酶的底物显色（图 1-3）。

LSAB 法在滴加识别抗原的特异性抗体（第一抗体）后，滴加生物素标记的识别第一抗体种属免疫球蛋白 Fc 段的第二抗体，然后滴加辣根过氧化物酶标记的链霉卵白素，最后用酶的底物显色（图 1-3）。链霉卵白素与生物素有很强的亲和力，常常为抗体与抗原结合力的 10 倍以上。

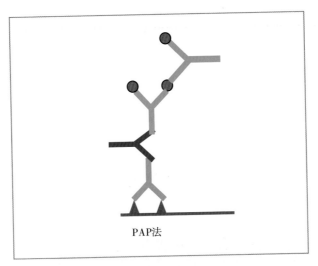

PAP法

图 1-2　免疫组织化学 PAP 法示意图

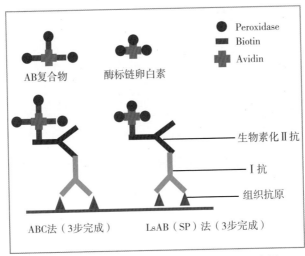

图 1-3　免疫组织化学 ABC 法和 LSAB 法示意图

LSAB 法优于 ABC 法的原因在于：①卵白素含有糖链，而糖链可与诸如肾脏、肝脏、脑等正常组织和肥大细胞中的凝集素样物质呈非特异性结合，可产生较强的背景染色。链霉卵白素不含糖链可以克服这一缺点；②卵白素的等电点大约为 10，可引起非特异性的静电结合。而链霉卵白素的等电点近于中性，不引起非特异性的静电结合；③辣根过氧化物酶标记的链霉卵白素非常稳定，可长期以即用型形式保存，无需像卵白素–生物素–辣根过氧化物酶复合物那样只能在用前 30 分钟配制。

APAAP 法与 PAP 法的前两步是相同的，只是第三步滴加的是 APAAP 复合物，当然最后显色的底物也不同。APAAP 复合物是由 2 个抗碱性磷酸酶的抗体分子与 2 个碱性磷酸酶分子构成的。与辣根过氧化物酶技术容易受内源性辣根过氧化物酶干扰的难题不同，碱性磷酸酶技术通常不受内源性碱性磷酸酶的干扰，因为 APAAP 复合物中的碱性磷酸酶是从牛小肠组织中提取的，而底物中的左旋咪唑可抑制非肠源性碱性磷酸酶。APAAP 法的底物不用 DAB（为可能的致癌剂），较为安全，而且 APAAP 复合物稳定性好，可在室温下 1 年不失活。

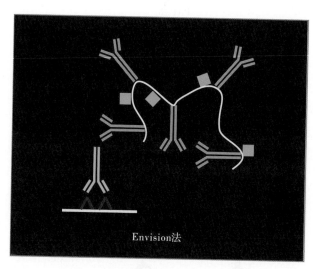

图 1-4　免疫组织化学 Envision 法示意图

已经有各类多聚体方法，这些方法的基本原理是将特异性抗体（多聚体一步法）或第二抗体（多聚体二步法）和辣根过氧化物酶同时与某种多聚体连接在一起，这样既可以简化染色步骤，又可增加敏感性。

图 1-4 显示了 Envision 法（多聚体二步法）的构成，多个第二抗体分子和多个辣根过氧化物酶分子与葡聚糖连接在一起形成多聚体，增加了敏感性，同时由于采用充分稀释的一抗，也可以减少非特异性染色。但多聚体的分子量较大，给穿透组织带来困难。近来出现的 Power-Vision 方法将多个辣根过氧化物酶分子连于第二抗体分子，在保留特异性和敏感性的同时，大大减少了多聚体的分子量。Envision 法和 Power-Vision 法在反应系统中不涉及卵白素与生物素的结合，可以避免内源性生物素的干扰，是目前应用最广泛的免疫组织化学方法。

二、抗体

免疫组织化学方法的基点是抗原和抗体的特异性结合，加深对抗体的认识对于标准化的免疫组织化学方法操作至关重要。

免疫球蛋白单体由两条重链和两条轻链构成，免疫球蛋白的类型是由重链决定的，包括 IgG，IgM，IgA，IgD 和 IgE。在免疫组织化学中广泛应用的是 IgG 和 IgM，特别是 IgG。免疫球蛋白轻链包括 κ 型和 λ 型，在自然状态下产生的免疫球蛋白 1/3 为 λ 轻链，2/3 为 κ 轻链。在鉴别某种淋巴组织增生性疾病时，如果显示 λ 轻链抗体着染 1/3 的 B 细胞，κ 轻链抗体着染 2/3 的 B 细胞，尽管 κ 轻链抗体着染多数 B 细胞，并不代表病变是单克隆性增生。

免疫组织化学中应用的抗体包括多克隆抗体和单克隆抗体。

多克隆抗体即抗血清优点在于制备方便，采用抗原免疫动物抽取血清即可，多克隆抗体为多种免疫球蛋白的混合物，可识别多种抗原决定基，敏感性不易受福尔马林固定影响。但其缺点为用于免疫动物的抗原需要提纯，特异性差，交叉反应多，产量有限，不同批号的抗血清质量存在差异。

单克隆抗体的优点在于特异性强，产量无限，用于免疫动物的抗原纯度要求低。但其缺点为单克隆抗体识别单一原决定基，敏感性易受福尔马林固定影响。

将多种单克隆抗体按一定浓度比例勾兑形成的多克隆性单克隆抗体（鸡尾酒式抗体）既具有多克隆抗体和单克隆抗体各自的优点，又克服了各自的缺点，在免疫组织化学实践中已经显示了巨大的优越性，角蛋白 AE1/AE3 便是一个明显的例证。

对于非即用型抗体应分装（使用硅化管，防止蛋白吸附）、低温保存，避免反复冻融。应注意防止抗体之间交叉污染和细菌污染抗体。

三、非特异性染色

非特异性染色包括自发性荧光、抗体的非特异性结合、内源性辣根过氧化物酶和生物素的干扰等。

自发性荧光是由组织中某些物质产生的，例如脂褐素可产生棕黄色荧光，弹力纤维可产生黄色或蓝白色荧光、红细胞可产生黄色荧光、甲状腺上皮细胞质颗粒可产生棕红色荧光。

抗体的非特异性结合可由第一抗体或第二抗体产生，但主要是由第二抗体产生。为了消除这种抗体的非特异性结合可最大限度稀释抗体、在滴加第一抗体前采用 BSA（牛血清白蛋白）阻断或二抗同种属正常血清阻断。

为了消除内源性辣根过氧化物酶的干扰，首先应了解哪些组织含有内源性辣根过氧化物酶活性，其中脑、脾、中性粒细胞和巨噬细胞具有较高内源性辣根过氧化物酶活性，血红蛋白和肌红蛋白含有铁卟啉也具有内源性 HRP 活性。在滴加第一抗体前消除内源性辣根过氧化物酶活性的方法参见表 1-1。

表 1-1　内源性 HRP 的消除方法

试剂	时间
3% H_2O_2	5′
0.3% H_2O_2 甲醇溶液	15′
0.1% HCl 酒精溶液	30′
0.2%醋酸甲醇溶液	30′
0.01%过碘酸	5′~10′（而后 0.1%硼酸钠，10′）

含有内源性生物素的组织包括许多上皮组织，特别是腺上皮组织（如肝脏、肾脏、腮腺和胰腺导管等），亦存在部分非上皮组织。福尔马林固定、石蜡包埋后生物素被封闭，但热抗原修复后可造成内源性生物素暴露，冷冻切片中也存在内源性生物素，因此对于冷冻切片和热抗原修复的石蜡切片应注意消除内源性生物素的干扰。为了消除内源性生物素的干扰，可采用 APAAP 法、Envision 法或 Power-Vision 法进行免疫组织化学染色。如果应用 ABC 法或 LSAB 法在滴加第一抗体前可应用卵白素或 20%的生蛋清阻断内源性生物素。

四、组织固定

组织固定的目的在于良好地保存组织和细胞的结构，防止组织中化学成分的扩散。但免疫组织化学染色又要求保留组织中化学成分的抗原性，因此组织固定不足或过固定都会影响免疫组织化学染色效果。

免疫组织化学的组织固定应采用缓冲液配制的 10% 中性福尔马林，而不应采用自来水配制的酸性福尔马林。

造成组织固定不足的原因包括固定液量不足（固定液量至少应为标本体积的 4 倍以上）、固定不及时、体积较大标本未能切开固定等。

过固定可因组织交联掩盖抗原性。这便是为什么 2006 年 12 月 11 日美国临床肿瘤学会（ASCO）和美国病理学医师学院（CAP）发布的乳腺癌 HER2 检测临床实践指南中规定最佳固定时间为 6~48 小时的原因。

五、福尔马林固定石蜡包埋组织的抗原修复

福尔马林固定石蜡包埋组织的抗原修复方法包括蛋白酶消化和抗原热修复。

蛋白酶消化的常用方法包括 0.1% 胃蛋白酶消化 30 分钟，0.01%~0.1% 胰蛋白酶消化 15 分钟~2 小时，0.0025% 链霉蛋白酶消化 4~6 分钟。

诚然蛋白酶消化对于某些抗体所识别的抗原的修复仍不失为最有效的方法，但就一般意义而言，其抗原修复的有效性不如抗原热修复方法。福尔马林固定石蜡包埋组织的抗原热修复为免疫组织化学在诊断病理学的广泛应用开辟了新纪元，是近 20 年诊断病理学领域最具革命性变化的大事件。

抗原热修复效果取决于所采用的缓冲液的种类、浓度和 pH 值、抗原热修复的温度和时间。常用的抗原热修复缓冲液有 0.01mol/L 枸橼酸钠缓冲液（pH 6.0，无毒，方便，适用于多种抗原）、0.3mol/L 氯化铝（对中间丝蛋白，CD29，CD54 有较好修复效果）、0.01mol/L 碳酸钠（对 Bouin 酸性固定液修复效果较好）、4~6mol/L 尿素和 0.1% SDS 等。

图 1-5 显示了缓冲液 pH 值对不同抗原热修复效果的影响。其中 A 抗原受缓冲液 pH 值影响不大；B 抗原在缓冲液低、高 pH 值热修复效果较好，而在中间 pH 值（pH3~6）热修复效果较差；而 C 抗原则在缓冲液高 pH 值时热修复效果较好。因此一般说来，采用高 pH 值缓冲液对于多数抗原可能取得较好的热修复效果。某些生产厂家对抗体应

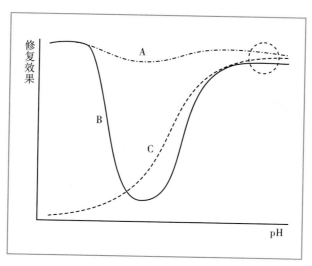

图 1-5　缓冲液 pH 值对不同抗原热修复效果的影响

用时的抗原修复方法作了特别说明，应依照抗体应用说明书实施。在特殊情况下应进行诸如采取不同温度和 pH 值等条件的预实验，以筛选抗原热修复的最佳条件。

　　加热方式有水浴、微波炉和高压锅。微波炉和高压锅应采取医用产品，以便控制加热时间和温度。在使用高压锅时放置在金属架上的切片不宜太密。

六、免疫组织化学结果的判断和解读

　　免疫组织化学染色结果的判断和解读应注意如下几方面：①阳性结果明确：例如在以 DAB 为底物的阳性染色应该是棕黄色或深棕色，不能是淡黄色；②阳性信号的染色特征正确：例如中间丝应为丝缕状，不应为模糊的均匀着色，但角蛋白在神经内分泌肿瘤中可呈细胞质内包涵体样着色（图 1-6）；③阳性信号的位置正确：例如 CEA（癌胚抗原）应着染腺腔表面细胞膜和细胞顶部细胞质（图 1-7）；生长因子受体的阳性信号应位于细胞膜（图 1-8）；TTF-1（甲状腺转录因子 1，图 1-9）、Ki-67、ER（雌激素受体）PR（孕激素受体）、bcl-6、MUM-1、TDT、p53 等的阳性信号应位于细胞核，但是由于交叉反应 TTF-1 可以着染肝细胞及其肝癌的细胞质（在肝癌的诊断中有一定意义）；Ki-67 至少在部分甲状腺玻璃样变性梁状腺瘤着染细胞膜和细胞质。p16 蛋

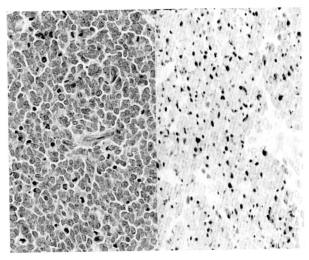

图 1-6　皮肤 Merkel 细胞癌

左图为 HE 染色；右图为 AE1/AE3 免疫组化染色，呈细胞质内包涵体样着色

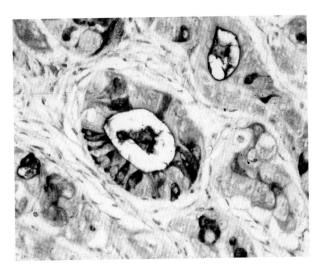

图 1-7　结肠腺癌

CEA 免疫组织化染色，着染腺腔表面细胞膜和细胞顶部细胞质

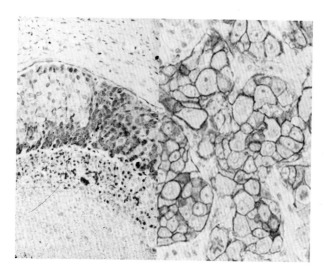

图 1-8 HER-2 免疫组化染色

左图着染细胞质，不应判断为阳性；右图着染细胞膜，可以判断为阳性

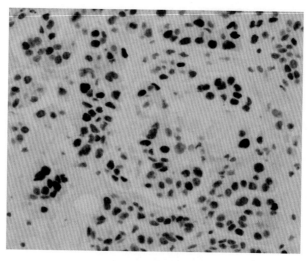

图 1-9 骨的转移性腺癌

细胞核呈 TTF-1 阳性

白为转录因子多数情况下阳性信号位于细胞核，但在 HPV 感染是由于反馈性表达上调亦可同时出现细胞质着色；细胞质内的结构蛋白的阳性信号应位于细胞质。

一般说来阳性免疫组织化学染色有支持诊断的意义，但阴性免疫组织化学结果并不能否定某种诊断，例如在诊断实践中 SYN 或（和）CgA 阴性并不能否定神经内分泌肿瘤的诊断，在随后证明其 CD56 和 NSE 阳性仍然支持神经内分泌肿瘤的诊断（图 1-10）。由于 CD45RO 着染 4% 的 B 细胞淋巴瘤，若想证明 T 细胞淋巴瘤的诊断，至少应与 CD3 或 CD43 连用。EMA 与角蛋白抗体联合应用对于鉴定上皮来源的肿瘤也十分有用。因此在免疫组织化学染色实践中采用一组可以相互补充和认证的标志物往往可以避免片面性，例如不能在主观认定是淋巴瘤的前提下只做 CD3 染色，进而做出如下判断：CD3 阳性便诊断为 T 细胞性恶性淋巴瘤；若 CD3 阴性便诊断为 B 细胞性恶性淋巴瘤。这种做法是危险的。一般在淋巴瘤的诊断中应各采用两个 T、B 细胞的标志，例如：CD3 和 CD43，CD20 和 CD79a。

免疫组织化学结果的判断和解读要注意的另一个问题是对任何一

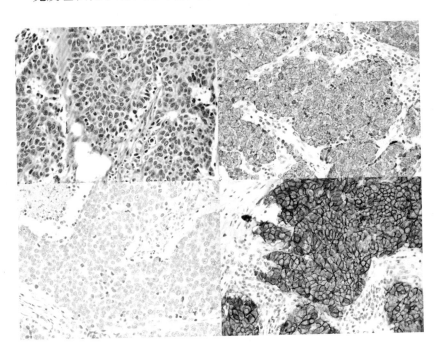

图 1-10　肺小细胞癌

左上图为 HE 染色；右上图 AE1/AE3 免疫组化染色，呈细胞质内包涵体样着色；
左下图 SYN 免疫组织化染色为阴性；右下图 CD56 免疫组织化染色为阳性

个标志物应有全面的了解，例如 EMA 除了着染上皮来源的肿瘤细胞（敏感性为 85%、特异性为 89%）外，还着染浆细胞、60% 的间变性大细胞性淋巴瘤、成红细胞、60% 的非经典型霍奇金淋巴瘤的 L&H 细胞、5% 的 B 细胞淋巴瘤、18% 的 T 细胞淋巴瘤、恶性间皮瘤、恶性神经鞘膜瘤、滑膜肉瘤、平滑肌肉瘤、恶性纤维组织细胞瘤、上皮样肉瘤、脊索瘤、脉络丛肿瘤、脑膜瘤、肾母细胞瘤和肝母细胞瘤等。又如 CD15 着染大约 70% 的经典型霍奇金淋巴瘤的 R-S 细胞、髓单核细胞及其肿瘤，许多正常和肿瘤性上皮细胞也呈 CD15 阳性，但恶性间皮瘤常常阴性。

在某些情况下免疫组织化学可能给出矛盾的结果或肿瘤呈现奇异性的抗原表达，应结合常规病理学改变综合判断，有时还需借助其他分子生物学方法以辅助诊断。例如对于 CD20 阳性的 T 细胞淋巴瘤可能需要进行 TCR 重排来鉴定肿瘤细胞的起源。

七、免疫组织化学自动化和定量免疫组织化学

在诊断病理学领域日益呼唤着免疫组织化学结果的准确、及时、可重复性，而且免疫组织化学自动染色机的软件和硬件的不断进步也使免疫组织化学自动化成为可能，可以完成从抗原热修复直至封片的全部染色过程，是免疫组织化学的发展方向。事实上国内不少单位已经开始使用免疫组织化学自动染色机。

应当指出免疫组织化学自动染色机只能使染色过程均一化，但影响免疫组织化学结果不仅仅有染色过程，诸如组织固定和组织脱水、浸蜡和包埋、切片和脱蜡过程都会在不同程度上影响免疫组织化学结果，也应给与同样关注。

目前免疫组织化学结果多采用半定量的显示表示，即一方面顾及染色的深度，另一方面顾及阳性细胞的百分比，两者不应顾此失彼。但这种半定量估计常常具有很强的主观性，可重复性也较差。随着图像分析技术的进步，定量免疫组织化学技术也在快速发展。定量免疫组织化学技术对于疾病诊断和预后判断，特别是指导疾病治疗具有十分重要的意义，例如目前已经能够对 Ki-67、ER 和 PR 的标记率进行定量分析，近来一定会对更多标志物的免疫组织化学结果进行定量分析。

八、免疫组织化学的标准化

免疫组织化学的标准化含义广泛，包括组织固定程序的标准化、

免疫组织化学试剂的标准化和染色程序的标准化，以及免疫组织化学结果判断和解读的标准化。设置严格的对照对于标准化地进行免疫组织化学染色具有特别重要的意义，这些对照包括：阳性对照、阴性对照、自身对照、空白对照等。波形蛋白是一种不易被降解的抗原，可作为抗原性保存状况的自身对照，在结缔组织的波形蛋白也呈阴性的情况下，如果某种标志物染色呈阴性，就应该考虑为组织抗原性保存不良，不能简单相信这种阴性结果。如果待检和对照标本均呈现阴性结果，应认真复核染色程序，包括：①抗体的稀释度是否正确、孵育时间是否充分、第一抗体是否过期；②染色过程中的缓冲液是否合适；③标本在染色过程中是否干涸；④显色液是否正确配制；⑤检查染色前各步骤是否存在问题，例如组织是否及时固定和抗原修复程序是否有效等。

为了实现免疫组织化学的标准化许多实验室采用了多组织切片作为阳性对照，即将含有上皮组织、肌组织、神经组织、黑色素瘤和淋巴组织的多组织条块以羊膜组织包绕，制成蜡块，用该蜡块的切片作为阳性对照，是一种值得推荐的好方法。

（郑　杰　刘从容）

第二章 软 组 织

第一节 纤维母细胞和肌纤维母细胞性肿瘤

1. 结节性筋膜炎（nodular fasciitis）

阳性：α-SMA，MSA，calponin，CD68（KP-1），vimentin

阴性：desmin，h-caldesmon，可与平滑肌肿瘤鉴别；CD34，可与隆突性皮纤维肉瘤和孤立性纤维性肿瘤鉴别；β-catenin，可与侵袭性纤维瘤病鉴别

简评：

AE1/AE3、S-100 蛋白、α-SMA：结节性筋膜炎中的肌纤维母细胞常弥漫强阳性表达 α-SMA。

CD68（KP-1）：结节性筋膜炎中散在的单核细胞和多核巨细胞均可表达 KP-1。

CD34：结节性筋膜炎中的肌纤维母细胞不表达 CD34，有助于与隆突性皮纤维肉瘤（DFSP）和孤立性纤维性肿瘤（SFT）鉴别。

β-catenin：结节性筋膜炎中的肌纤维母细胞不表达 β-catenin，有助于与韧带瘤样型纤维瘤病（侵袭性纤维瘤病）鉴别。

2. 增生性筋膜炎和增生性肌炎（proliferative fasciitis，proliferative myositis）

阳性：α-SMA，MSA，calponin，CD68（KP-1），vimentin

阴性：desmin，h-caldesmon，CD34，β-catenin，AE1/AE3，S-100 蛋白

简评：增生性筋膜炎和增生性肌炎与结节性筋膜炎的免疫表型相似，只是在增生性筋膜炎和增生性肌炎中，体积较大、核仁明显的节细胞样细胞常弱阳性或灶性表达 actins。

3. 骨化性肌炎和指趾纤维骨性假瘤（myositis ossificans）

阳性：α-SMA，MSA，vimentin，osteocalcin

阴性：h-caldesmon，CD34，β-catenin，AE1/AE3，S-100 蛋白

简评：osteocalcin：位于骨化性肌炎周边部位的骨母细胞可表达

osteocalcin。

4. 缺血性筋膜炎（fasciitis ischemic）

阳性：α-SMA，MSA，vimentin，CD68，CD34

阴性：h-caldesmon，desmin

简评：缺血性筋膜炎主要由纤维母细胞样细胞组成，故主要表达vimentin，灶性区域可表达 actin 和 CD68（KP-1）。

5. 器官相关性假肉瘤样肌纤维母细胞增生（pseudosarcomatous myofibroblastic hyperplasia，organ-specific）

阳性：AE1/AE3，vimentin，α-SMA，MSA，desmin，ALK（50%）

阴性：h-caldesmon，myogenin，MyoD1，S-100 蛋白

简评：

AE1/AE3：在器官相关性假肉瘤样肌纤维母细胞增生中，AE1/AE3 常可呈弥漫强阳性表达，但不能因此而诊断为梭形细胞癌或肉瘤样癌。

α-SMA：器官相关性（膀胱）假肉瘤样肌纤维母细胞增生中的梭形细胞常表达 α-SMA，可为灶性阳性。

ALK：在器官相关性（膀胱）假肉瘤样肌纤维母细胞增生中的表达不一，阳性率为 46%～57%，阳性表达有助于与梭形细胞癌鉴别。

Myogenin 和 MyoD1：器官相关性（膀胱）假肉瘤样肌纤维母细胞增生中的梭形细胞不表达 myogenin 和 MyoD1，可与横纹肌肉瘤鉴别。

S-100 蛋白：在多种梭形细胞肿瘤都可有不同程度的染色，有时背景染色较深，可被误诊为外周神经肿瘤，特别是恶性外周神经鞘膜瘤。

6. 弹力纤维瘤（elastofibroma）

阳性：elastin

简评：除 elastin 标记外，弹力纤维瘤中的弹力纤维还可通过特殊染色（Verhoeff，Weigert，Gomori）显示。

7. 婴幼儿纤维性错构瘤

阳性：vimentin，α-SMA，MSA，S-100 蛋白，CD34

阴性：desmin，h-caldesmon

简评：

Vimentin：婴幼儿纤维性错构瘤中呈器官样结构的原始间叶成分

和呈条束状排列的肌纤维母细胞成分均可表达 vimentin。

S-100 蛋白：主要标记婴幼儿纤维性错构瘤中成熟的脂肪细胞。

8. 肌纤维瘤或肌纤维瘤病

阳性：α-SMA，MSA，vimentin

阴性：h-caldesmon，desmin，S-100 蛋白，AE1/AE3，EMA

简评：α-SMA 和 MSA：肌纤维瘤和肌纤维瘤病中嗜伊红色的肌样结节和条束表达 α-SMA，提示这部分梭形细胞具肌纤维母细胞分化。

9. 颈纤维瘤病

阳性：α-SMA，MSA，vimentin

阴性：h-caldesmon，desmin，S-100 蛋白，AE1/AE3

简评：颈纤维瘤病中增生的梭形细胞主要由纤维母细胞和肌纤维母细胞组成，故除 vimentin 外，部分梭形细胞还可表达 actins。

10. 婴幼儿玻璃样变纤维瘤病

阳性：vimentin

阴性：α-SMA，MSA，h-caldesmon，desmin，S-100 蛋白，AE1/AE3

简评：婴幼儿玻璃样变纤维瘤病中的梭形细胞主要为纤维母细胞，故以表达 vimentin 为主，嗜伊红色的玻璃样基质 PAS 和 AB 染色阳性，但甲苯胺蓝和刚果红染色均为阴性。

11. 婴幼儿指趾纤维瘤病（包涵体性纤维瘤病）

阳性：α-SMA，MSA，vimentin

阴性：h-caldesmon，myogenin，S-100 蛋白

简评：

α-SMA：婴幼儿指趾纤维瘤病的肌纤维母细胞常表达 α-SMA，并常在胞膜下方呈平行的线状表达。胞质内的包涵体在酒精固定的标本中可有阳性表达，在福尔马林固定的标本中需经胰蛋白酶预先处理。

MSA：在婴幼儿指趾纤维瘤病中的表达与 α-SMA 相似。

12. 腱鞘纤维瘤

阳性：vimentin，α-SMA，MSA，CD68

阴性：desmin

简评：腱鞘纤维瘤中增生的梭形细胞主要为纤维母细胞，部分可出现肌纤维母细胞分化，故可表达 actins，但通常不表达 desmin。肿瘤

内的部分组织细胞可表达 CD68。

13. 促结缔组织增生性纤维母细胞瘤（胶原性纤维瘤）

阳性：vimentin，α-SMA，MSA

阴性：desmin，CD34，S-100 蛋白

简评：促结缔组织增生性纤维母细胞瘤中的梭形细胞主要为纤维母细胞，故以表达 vimentin 为主，可灶性表达 actins，偶可表达 AE1/AE3。

14. 乳腺型肌纤维母细胞瘤

阳性：desmin，CD34，α-SMA

阴性：h-caldesmon，可与平滑肌肿瘤鉴别

简评：乳腺型肌纤维母细胞瘤中的肌纤维母细胞不仅可表达 desmin，也可表达 CD34，约 1/3 的病例还可表达 actins，但不表达 h-caldesmon。

15. 钙化性腱膜纤维瘤

阳性：vimentin，α-SMA，MSA，CD99，S-100 蛋白

阴性：AE1/AE3，desmin

简评：钙化性腱膜纤维瘤中的梭形细胞可表达 vimentin 和 actins，提示具纤维母细胞和肌纤维母细胞分化，软骨样小岛中的软骨母细胞可表达 S-100 蛋白。

16. 血管肌纤维母细胞瘤

阳性：desmin，α-SMA，MSA，ER，PR，FGF，VEGF

阴性：h-caldesmon，myogenin，AE1/AE3，S-100 蛋白

简评：

Desmin：在血管肌纤维母细胞中常呈弥漫强阳性表达。

ER 和 PR：在血管肌纤维母细胞中常为阳性表达，提示激素在肿瘤的发生中可能起了一定的作用。

17. 富于细胞性血管纤维瘤

阳性：vimentin，CD34，ER，PR

阴性：h-caldesmon，myogenin，AE1/AE3，S-100 蛋白

简评：发生于女性患者的富于细胞性血管纤维瘤 desmin 和 actins 通常为阴性，但发生于男性患者的富于细胞性血管纤维瘤（血管肌纤

维母细胞瘤样肿瘤）可表达 desmin 和 actins。

18. 宫颈阴道浅表性肌纤维母细胞瘤

阳性：desmin，CD34，ER，PR，α-SMA（灶性），MSA（灶性）

阴性：h-caldesmon，AE1/AE3

简评：desmin 和 CD34 在浅表性宫颈阴道肌纤维母细胞瘤中常呈弥漫强阳性，并呈树突状表达。

19. 淋巴结内栅栏状肌纤维母细胞瘤

阳性：α-SMA，cyclinD1

阴性：desmin，CD34，S-100 蛋白，HMB45，GFAP

20. 项型纤维瘤和 Gardner 纤维瘤

阳性：vimentin，CD34，CD99，β-catenin

阴性：α-SMA，desmin，S-100 蛋白

简评：β-catenin：Gardner 纤维瘤中的梭形纤维母细胞可表达 β-catenin。

21. 钙化性纤维性肿瘤

阳性：vimentin，FXⅢa

阴性：α-SMA，desmin，CD34，AE1/AE3，ALK，S-100 蛋白

简评：曾有学者认为本病可能是炎性肌纤维母细胞瘤（IMT）的晚期表现，但多数学者的研究显示，钙化性纤维性肿瘤不表达 actins 和 ALK，与 IMT 之间并无直接的关系。

22. 巨细胞血管纤维瘤

阳性：CD34，CD99，bcl-2，vimentin

阴性：α-SMA，desmin，AE1/AE3，S-100 蛋白

简评：巨细胞血管纤维瘤与孤立性纤维性肿瘤（SFT）的关系密切，可能代表了 SFT 的一种巨细胞亚型。

23. 掌和跖纤维瘤病

阳性：α-SMA，MSA，β-catenin，desmin，vimentin，lamina，fibronectin，TGF-β，PDGF，FGF

阴性：h-caldesmon，可与平滑肌肿瘤鉴别；S-100 蛋白，可与神经纤维瘤鉴别。

简评：

α-SMA：在掌和跖纤维瘤病中的表达强度因病例而异，取决于病变中肌纤维母细胞的分化程度。

Desmin：少数纤维瘤病可表达 desmin。

β-catenin：在浅表纤维瘤病中虽也可有阳性表达，但阳性率不如深部纤维瘤病。

简评：掌和跖纤维瘤病中的梭形细胞主要表达 vimentin 和 actins，但细胞外基质中的胶原纤维也可通过免疫组化标记显示，在早期阶段主要为Ⅲ型和Ⅵ型胶原纤维，后期为Ⅰ型胶原纤维。

24. 韧带样瘤型纤维瘤病

阳性：α-SMA，MSA，β-catenin，desmin，vimentin

阴性：h-caldesmon，可与平滑肌肿瘤鉴别；CD117 和 DOG1，可与 GIST 鉴别

简评：β-catenin：几乎所有的韧带样瘤型纤维瘤病均有 β-catenin 或 APC 基因的突变，导致细胞核内 β-catenin 的积聚，故韧带样瘤型纤维瘤病常弥漫强阳性表达 β-catenin，染色定位于细胞核上。

25. 孤立性纤维性肿瘤

阳性：CD34，bcl-2，CD99，EMA（30%），α-SMA（20%），MSA

阴性：desmin，AE1/AE3，S-100 蛋白

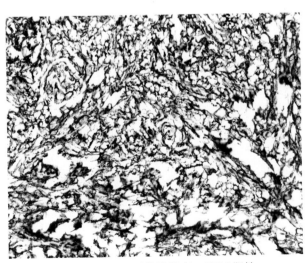

图 2-1　孤立性纤维性肿瘤　CD34 阳性

简评：

CD34：在孤立性纤维性肿瘤中的表达呈弥漫强阳性，具有诊断价值。

Actins：部分孤立性纤维性肿瘤可灶性表达 actins，提示部分细胞可能具肌纤维母细胞分化。

AE1/AE3：在孤立性纤维性肿瘤中通常为阴性，有助于与滑膜肉瘤或间皮瘤的鉴别诊断。

26. 炎性肌纤维母细胞瘤

阳性：α-SMA，MSA，desmin，CD68（KP-1），ALK（50%），vimentin

阴性：CD34，CD117，h-caldesmon，myogenin，S-100 蛋白

简评：

α-SMA：在炎性肌纤维母细胞瘤的阳性表达率可达 92%。

MSA：在炎性肌纤维母细胞瘤的阳性表达率可达 89%。

Desmin：在炎性肌纤维母细胞瘤的阳性表达不等，9%~69%。

AE1/AE3：常为灶性表达，阳性率 36%~77%。

CD68（KP-1）：在炎性肌纤维母细胞瘤的阳性表达率为 25%。

ALK：在炎性肌纤维母细胞瘤的阳性表达率为 36%~60%，对 IMT 具有诊断价值，但需要注意的是，ALK 在其他类型的软组织肿瘤也有表达，如横纹肌肉瘤、尤文肉瘤和脂肪源性肿瘤等。

图 2-2　炎性肌纤维母细胞瘤　ALK 阳性

CD34 和 CD117：炎性肌纤维母细胞中为阴性表达，有助于与 GIST 鉴别。

27. 肌纤维母细胞肉瘤

阳性：α-SMA，MSA，desmin，calponin，vimentin

阴性：h-caldesmon，可与平滑肌肉瘤鉴别；myogenin，可与梭形细胞横纹肌肉瘤鉴别，参见表 2-1。

简评：

α-SMA：在肌纤维母细胞肉瘤中常呈阳性表达，其表达方式呈平行的线状，类似有轨电车的轨道（tram track）。

Desmin：在肌纤维母细胞肉瘤中的阳性表达不足 50%，通常为少数瘤细胞表达。

h-caldesmon：在肌纤维母细胞肉瘤中多为阴性表达，在少数病例可为灶性阳性。

表 2-1 纤维肉瘤、肌纤维母细胞肉瘤、平滑肌肉瘤和梭形细胞横纹肌肉瘤的鉴别

	纤维肉瘤	肌纤维母细胞肉瘤	平滑肌肉瘤	梭形细胞横纹肌肉瘤
Desmin	−	±	+	+
α-SMA	±	+	+	−
Calponin	−	+	+	−
h-caldesmon	−	−	+	−
myogenin	−	−	−	+

28. 黏液炎性纤维母细胞性肉瘤

阳性：vimentin，CD34

阴性：desmin，actins，S-100 蛋白，AE1/AE3，EMA，CD30

29. 婴幼儿型纤维肉瘤

阳性：vimentin，α-SMA（33%），MSA（29%）

阴性：AE1/AE3，CAM5.2，EMA，可与单相纤维型滑膜肉瘤鉴别；desmin，myogenin，可与梭形细胞横纹肌肉瘤鉴别；S-100 蛋白

简评：婴幼儿型纤维肉瘤主要由纤维母细胞样细胞组成，部分细胞可具有肌纤维母细胞分化，故可表达 actins。

30. 成年型纤维肉瘤

阳性：vimentin，α-SMA（灶性），MSA（灶性）

阴性：desmin，S-100 蛋白，AE1/AE3

简评：部分发生浅表的纤维肉瘤可表达 CD34，提示这一部分的浅表性纤维肉瘤可能由隆突性皮纤维肉瘤转化而来。

31. 黏液纤维肉瘤

阳性：vimentin，α-SMA（灶性），MSA（灶性）

阴性：desmin，S-100 蛋白，AE1/AE3，CD68

简评：黏液纤维肉瘤在以往被称为黏液性恶性纤维组织细胞瘤。肿瘤主要由具纤维母细胞分化的梭形细胞组成，故以表达 vimentin 为主，部分细胞也可表达 actins，提示具肌纤维母细胞分化。

32. 低度恶性纤维黏液样肉瘤

阳性：vimentin，α-SMA（灶性），MSA（灶性）

阴性：desmin，CD34，S-100 蛋白，AE1/AE3

简评：低度恶性纤维黏液样肉瘤中的瘤细胞主要显示纤维母细胞分化，故也是以表达 vimentin 为主。

33. 硬化性上皮样纤维肉瘤

阳性：vimentin，EMA（灶性）

阴性：desmin，CD34，α-SMA，MSA，CD68

第二节　纤维组织细胞性肿瘤

1. 良性纤维组织细胞瘤

阳性：FⅩⅢa，KP-1，α-SMA（灶性）

阴性：CD34，ApoD，可与隆突性皮纤维肉瘤鉴别

简评：

FⅩⅢa：纤维组织细胞瘤中的树突状细胞可表达 FⅩⅢa。

CD68（KP-1）：纤维组织细胞瘤中的含铁血素性吞噬细胞、泡沫样组织细胞和杜顿（Touton）巨细胞可表达 CD68（KP-1）。

α-SMA：部分纤维组织细胞瘤中的梭形细胞可表达 α-SMA，但多为灶性表达，提示这些梭形细胞具肌纤维母细胞分化。

CD34：在纤维组织细胞瘤中通常为阴性，特别是在一些具有明显席纹状排列的区域内。

2. 幼年性黄色肉芽肿

阳性：CD68（KP-1/PGM1），HAM-56，FⅩⅢa，CD4，CD14，α_1-AT，α_1-ACT，lysozyme

阴性：S-100 蛋白，CD1a，可与郎格汉斯细胞组织细胞增生症鉴别

3. 网状组织细胞瘤

阳性：CD68（KP-1/PGM1），HAM56，α_1-AT，α_1-ACT，lysozyme，MSA

阴性：S-100 蛋白，HMB45，可与恶性黑色素瘤鉴别

4. 黄色瘤

阳性：CD68（KP-1），lysozyme，Mac387

阴性：S-100 蛋白，可与颗粒细胞瘤鉴别

5. 腱鞘巨细胞瘤

阳性：CD68，MSA，desmin（50%），TRAP（tartrate-resistant acid phosphatase，抗酒石酸酸性磷酸酶）

阴性：CD34，AE1/AE3，S-100 蛋白

简评：TRAP：腱鞘巨细胞瘤中的破骨样多核巨细胞可表达TRAP。

6. 非典型性纤维黄色瘤

阳性：LN-2（CD74），CD10，α-SMA，MSA，calponin，CD163

阴性：S-100 蛋白，HMB45，可与恶性黑色素瘤鉴别；AE1/AE3，可与肉瘤样癌鉴别；h-caldesmon，可与平滑肌肉瘤鉴别。

简评：CD163：在非典型性纤维黄色瘤中的阳性率为79%，在与其他皮肤梭形细胞恶性肿瘤（如梭形细胞鳞状细胞癌、隆突性皮纤维肉瘤和恶性黑色素瘤等）的鉴别诊断中有一定的辅助价值。

7. 隆突性皮纤维肉瘤和巨细胞纤维母细胞瘤

阳性：CD34，ApoD

阴性：FⅩⅢa，可与纤维组织细胞瘤鉴别；S-100 蛋白，可与弥漫性神经纤维瘤鉴别

简评：

CD34：是隆突性皮纤维肉瘤的诊断性标记，在经典的隆突性皮纤维肉瘤中常呈弥漫强阳性表达，但在黏液性和纤维肉瘤型 DFSP 中，CD34 的阳性表达可明显减弱或仅为灶性阳性。

Apo D：在 DFSP 中的表达有较高的特异性，可与 CD34 配伍，用于与皮肤纤维组织细胞瘤的鉴别诊断。

α-SMA：在部分经典型或纤维肉瘤型 DFSP 中可见嗜伊红色的肌样小结或条束，可能是由于肿瘤内的血管壁增生所致，可表达 α-SMA，曾被称为具有肌样或肌纤维母细胞分化的 DFSP。

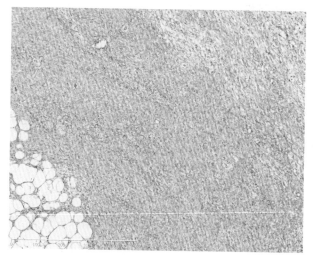

图 2-3　隆突性皮纤维肉瘤　CD34 阳性

8. 血管瘤样纤维组织细胞瘤

阳性：CD68（KP-1），desmin，CD99，MSA，α-SMA，calponin，h-caldesmon，EMA

阴性：CD31，CD34，可与血管肿瘤鉴别；S-100 蛋白，HMB45，可与恶性黑色素瘤鉴别；AE1/AE3，CAM5.2，可与转移性癌鉴别

简评：

CD68（KP-1）：近半数的血管瘤样纤维组织细胞瘤可表达 CD68（KP-1）。

EMA：约 40% 的血管瘤样纤维组织细胞瘤可表达 EMA。

9. 丛状纤维组织细胞瘤

阳性：CD68（KP-1），α-SMA

阴性：HLA-DR，lysozyme，L-2，S-100 蛋白，AE1/AE3，desmin，FⅩⅢa

简评：

CD68（KP-1）：丛状纤维组织细胞瘤中的单核细胞和多核巨细胞表达 CD68。

α-SMA：丛状纤维组织细胞瘤中的部分梭形细胞可表达 α-SMA，提示具肌纤维母细胞分化，单核细胞偶可表达 α-SMA。

10. 软组织巨细胞瘤

阳性：CD68，α-SMA，TRAP

阴性：CD45，S-100 蛋白，desmin，lysozyme

简评：

CD68：主要标记软组织巨细胞瘤中的破骨样多核巨细胞，而单核细胞多为灶性阳性。

α-SMA：软组织巨细胞瘤中的少量单核细胞可表达 α-SMA。

TRAP：是破骨样多核巨细胞的特异性标志物，骨巨细胞瘤和软组织巨细胞瘤中的破骨样多核巨细胞均可表达 TRAP。

11. 恶性纤维组织细胞瘤或多形性未分化肉瘤

阳性：无特异性的标志物，偶可灶性表达 AE1/AE3、S-100 蛋白、

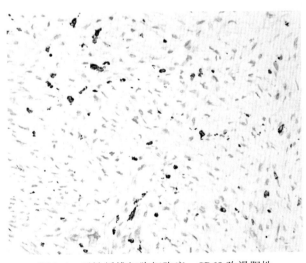

图 2-4　恶性纤维细胞细胞瘤　CD68 弥漫阳性

desmin 和 α-SMA 等标志物，但上述一些标记如为弥漫强阳性时需注意肿瘤是否具有特异性分化，要考虑是否有肉瘤样癌、恶性黑色素瘤、多形性横纹肌肉瘤和多形性平滑肌肉瘤等恶性肿瘤的可能性。一些组织细胞标志物如 CD68、$α_1$-AT、$α_1$-ACT 和 lysozyme 等对恶性纤维组织细胞瘤的诊断价值不大。

第三节　脂肪组织肿瘤

1. 脂肪瘤

阳性：S-100 蛋白，leptin，vimentin

简评：脂肪瘤的诊断一般不需要借助于免疫组化标记。

2. 肌脂肪瘤

阳性：S-100 蛋白，α-SMA，desmin

简评：α-SMA 和 desmin：肿瘤内的平滑肌成分表达 α-SMA 和 desmin。

3. 软骨样脂肪瘤

阳性：S-100 蛋白，vimentin

简评：S-100 蛋白：肿瘤内的脂肪母细胞样细胞常为弱阳性表达，当其逐渐向脂肪细胞分化成熟时，阳性强度明显增加。

4. 梭形细胞脂肪瘤、多形性脂肪瘤和树突状纤维黏液脂肪瘤

阳性：S-100 蛋白，CD34，vimentin

简评：CD34：脂肪细胞之间的梭形细胞和小花环状多核细胞常强阳性表达 CD34。

5. 棕色脂肪瘤

阳性：S-100 蛋白，CD34

简评：CD34：在梭形细胞型棕色脂肪瘤中有阳性表达，但在经典型棕色脂肪瘤及其他亚型中为阴性。

6. 非典型性脂肪瘤样肿瘤或分化良好的脂肪肉瘤

阳性：S-100 蛋白，MDM2，CDK4

阴性：HMB45，PNL2，可与血管平滑肌脂肪瘤鉴别

简评：MDM2 和 CDK4：在非典型性脂肪瘤样肿瘤或分化良好的

脂肪肉瘤（ALT/WDLPS）中的表达率可高达 97% 和 92%，而在良性脂肪瘤中的表达率仅为 5% 和 2%，故 MDM2 和 CDK4 对两者的鉴别诊断有一定的帮助。

7. 脂肪平滑肌肉瘤

阳性：S-100 蛋白，α-SMA，MSA，desmin，h-caldesmon

阴性：HMB45，PNL2，可与血管平滑肌脂肪瘤或 PEComa 鉴别

简评：actins、h-caldesmon 和 desmin：肿瘤内的平滑肌成分呈阳性表达。

8. 去分化脂肪肉瘤

阳性：S-100 蛋白，MDM2，CDK4，其他标志物

简评：

S-100 蛋白、MDM2 和 CDK4：在去分化脂肪肉瘤中，阳性表达主要分布于分化良好的脂肪肉瘤区域，与 ALT/WDLPS 相似。

其他标志物：取决于肿瘤内的去分化成分，多数去分化脂肪肉瘤中的去分化成分呈恶性纤维组织细胞瘤或多形性未分化肉瘤样和纤维肉瘤样，故除 vimentin 外，无特异性的标志物，少数去分化成分可显示特异的分化方向，如横纹肌肉瘤、平滑肌肉瘤、软骨肉瘤和血管肉瘤等，此时可采用相应的标志物。

9. 黏液性脂肪肉瘤和圆细胞性脂肪肉瘤

阳性：S-100 蛋白

简评：S-100 蛋白：黏液性脂肪肉瘤和圆细胞性脂肪肉瘤中的瘤细胞均可表达 S-100 蛋白，尤其对圆细胞性脂肪肉瘤具有诊断价值。

10. 多形性脂肪肉瘤

阳性：S-100 蛋白，EMA

简评：

S-100 蛋白：在多形性脂肪肉瘤中的阳性率不足 50%。

EMA：在上皮样多形性脂肪肉瘤中，瘤细胞可灶性表达 EMA 等上皮性标记。

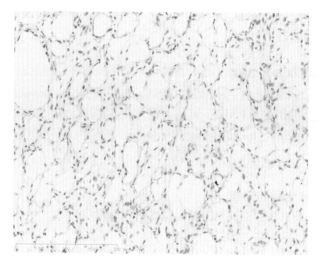

图 2-5　脂肪肉瘤　S-100 阳性

第四节　平滑肌肿瘤

1. 平滑肌瘤
阳性：α-SMA，MSA，h-caldesmon，desmin，calponin

阴性：CD34，HMB45，S-100 蛋白

简评：一般情况下，平滑肌瘤根据光镜形态即能诊断，少数情况下，免疫组化标记可证实诊断并与其他肿瘤鉴别。

2. 血管平滑肌瘤
阳性：α-SMA，MSA，h-caldesmon，desmin，calponin，S-100 蛋白

阴性：CD34，HMB45

简评：S-100 蛋白：在血管平滑肌瘤的包膜内或间质中，有时可见到S-100蛋白阳性的小神经束。

3. 深部平滑肌瘤
阳性：α-SMA，MSA，h-caldesmon，desmin，calponin，ER，PR

阴性：CD34，HMB45，S-100 蛋白

简评：ER 和 PR：发生于女性患者腹腔或盆腔的深部平滑肌瘤可表达雌、孕激素受体，提示肿瘤的发生与激素的刺激有一定的关系。

因发生于腹腔、盆腔或腹膜后的平滑肌肉瘤 ER 和 PR 通常为阴性，故 ER 和 PR 在帮助判断腹腔、盆腔或腹膜后平滑肌肿瘤的良恶性有一定的价值。

4. 平滑肌肉瘤

阳性：α-SMA，MSA，h-caldesmon，desmin，calponin

阴性：myogenin，MyoD1 可与梭形细胞横纹肌肉瘤鉴别；CD117，可与 GIST 鉴别

简评：

h-caldesmon：通常在分化较好的平滑肌肉瘤中有较高的表达率，但在分化较差或多形性平滑肌肉瘤中可为阴性或仅为灶性阳性。

Desmin：在平滑肌肉瘤中的阳性表达率为 50%~70%，阴性不排除平滑肌肉瘤的诊断。

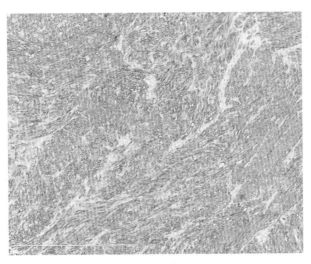

图 2-6　平滑肌肉瘤　h-caldesmon 阳性

第五节　血管周细胞肿瘤

1. 血管球瘤

阳性：α-SMA，MSA，h-caldesmon，calponin，Ⅳ型胶原

阴性：CD34，desmin，AE1/AE3，S-100 蛋白

2. 球周皮细胞瘤 (鼻窦血管外皮瘤样肿瘤)

阳性: α-SMA, MSA, FXⅢa, laminin

阴性: CD34, CD99, desmin

3. 肌周皮细胞瘤

阳性: α-SMA, desmin, CD34

阴性: AE1/AE3, S-100 蛋白

简评:

α-SMA: 在肌周细胞瘤中常呈弥漫强阳性, 分布于血管周围而呈同心圆状。部分病例中, α-SMA 可为灶性阳性。

Desmin 和 CD34: 少数肌周皮细胞瘤可灶性表达 desmin 和 CD34。

第六节　横纹肌肿瘤

1. 横纹肌瘤

阳性: desmin, MSA, myoglobin, S-100 蛋白 (灶性)

阴性: CD68, 可与网状组织细胞瘤鉴别; AE1/AE3

简评: S-100 蛋白: 横纹肌瘤虽可灶性表达 S-100 蛋白, 但与颗粒细胞瘤的 S-100 蛋白弥漫强阳性相比有明显低的差异。

2. 横纹肌肉瘤

阳性: desmin, MSA, myogenin, MyoD1

阴性: h-caldesmon, CD34, S-100 蛋白

简评: Desmin: 是横纹肌肉瘤的敏感标志物, 绝大多数的横纹肌肉瘤均表达 desmin, 但有三点需注意: ①desmin 不能区分平滑肌肉瘤和横纹肌肉瘤; ②在硬化性横纹肌肉瘤中, desmin 可仅为灶性阳性, 可被忽视; ③desmin 在其他类型的软组织肿瘤也可有阳性表达, 如血管瘤样纤维组织细胞瘤和促结缔组织增生性小圆细胞肿瘤等。

MSA: 在横纹肌肉瘤中有较高的表达率, 常与 desmin 联合使用, 用于判断是否为 "肌源性" 肿瘤, 缺点是但不能区分平滑肌肉瘤和横纹肌肉瘤。

Myogenin: 是一种属于肌发育的基本调节蛋白, 在肌发育的早期表达, 标记大多数的横纹肌肉瘤和含有横纹肌成分的肿瘤 (如肾母细胞瘤和外胚层间叶瘤), 阳性反应定位在胞核上。在横纹肌肉瘤中, myogenin 在腺泡状横纹肌肉瘤中的表达要强于胚胎性横纹肌肉瘤, 并且阳性信号集中分布在位于腺泡壁纤维性间隔和血管周围的瘤细胞,

故能更好地显示腺泡状结构。在硬化性横纹肌肉瘤中，myogenin 可为灶性阳性，甚至可为阴性。

　　MyoD1：也是横纹肌肉瘤的标志物，常与 myogenin 联合使用，用于判断是否为横纹肌肉瘤。在硬化性横纹肌肉瘤中，MyoD1 常呈弥漫强阳性。除横纹肌肉瘤外，腺泡状软组织肉瘤也可表达 MyoD1，但定位于胞质，且常呈颗粒状染色。

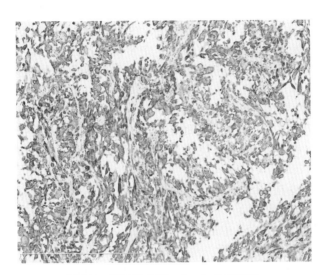

图 2-7　横纹肌肉瘤　desmin 弥漫阳性

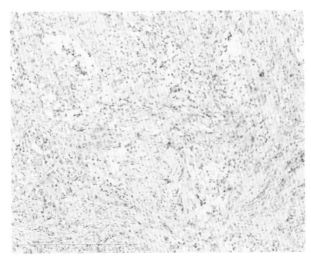

图 2-8　横纹肌肉瘤　myogenin 弥漫阳性

第七节　胃肠道间质瘤

阳性：CD117，CD34，DOG1.1，PDGFRA，nestin，h-caldesmon，α-SMA

阴性：desmin，此点可与平滑肌肉瘤鉴别

简评：

CD117：是 KIT 基因的表达产物，约 95% 的 GIST 表达 CD117，对 GIST 具有诊断价值。CD117 在 GIST 中常呈弥漫强阳性，多为胞质染色，约半数病例可同时呈核旁点状染色，部分病例为胞膜染色，特别是具有上皮样形态者。约有 5% 的 GIST 不表达 CD117。除 GIST 外，CD117 在恶性黑色素瘤、血管肉瘤、精原细胞瘤和肥大细胞肿瘤中也有表达，应注意加以鉴别，特别是在一些复发或转移的病例。

CD34：在 GIST 中的阳性率为 60%～70%，对 GIST 的诊断常起辅助性作用。

DOG1.1：在 GIST 中有很高的表达率，敏感性甚至高于 CD117，常与 CD117 联合使用。

PDGFRA：在 GIST 中的阳性率略低于 CD117，核旁（高尔基区）强阳性能提示 GIST 的诊断。

h-caldesmon、α-SMA 和 calponin：18%～40% 的 GIST 可表达 α-SMA、calponin 和 h-caldesmon，常为部分或灶性阳性，提示部分瘤细

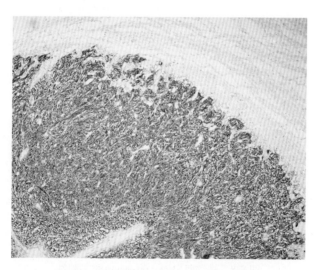

图 2-9　胃肠道间质瘤　CD117 弥漫阳性

胞具平滑肌分化。α-SMA 一般不呈弥漫强阳性表达，如 α-SMA 为弥漫强阳性时则要考虑是否有平滑肌肉瘤的可能性，此时应加用 desmin。

Desmin：GIST 一般不表达 desmin，可与平滑肌肉瘤鉴别。

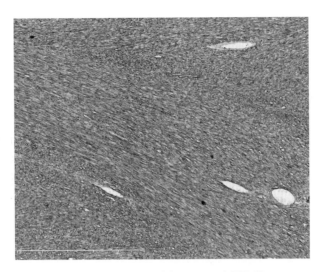

图 2-10　胃肠道间质瘤　CD34 弥漫阳性

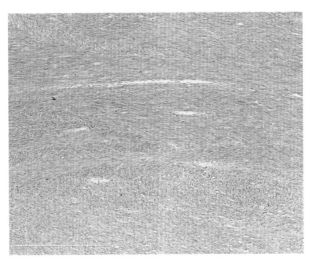

图 2-11　胃肠道间质瘤　DOG-1.1 弥漫阳性

第八节 血管肿瘤

1. 上皮样血管瘤
阳性：CD31，F8，CD34，α-SMA，MSA
简评：

CD31 和 CD34：在上皮样血管瘤中均可有阳性表达，但 CD31 优于 CD34。

α-SMA 和 MSA：用于标记上皮样血管瘤中的血管周皮细胞。上皮样血管瘤中的血管周围往往有完整的血管周皮细胞围绕，而在上皮样血管内皮瘤或上皮样血管肉瘤中，血管周皮细胞缺如或不完整。

2. 梭形细胞血管瘤
阳性：vimentin
简评：Vimentin：梭形细胞血管瘤中的梭形纤维母细胞样细胞仅表达 vimentin，不表达 CD31 和 CD34 等内皮标志。

3. 上皮样血管内皮瘤
阳性：CD31，CD34，FLI1，F8，AE1/AE3
简评：

CD31：是血管内皮细胞最可靠的标志物，主要用于确定是否为血

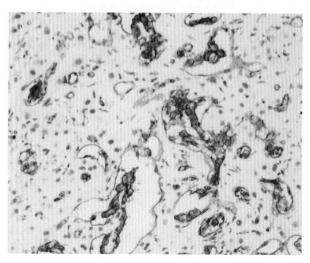

图 2-12 血管内皮瘤 CD31 弥漫阳性

管肿瘤。

CD34：是血管内皮和淋巴管内皮的标志物，常与 CD31 联合使用。但需注意的是，CD34 在很多非内皮细胞性肿瘤中也有表达。

FLI1：也是血管肿瘤的标志物，但除血管肿瘤外，FLI1 在骨外尤文肉瘤或外周原始神经外胚层瘤中也可有阳性表达。

4. 卡波西型血管内皮瘤

阳性：CD34，CD31，VEGFR-3，D2-40，α-SMA

阴性：F8，HHV8

简评：

CD34 和 D2-40：是目前标记淋巴管内皮的两种主要标志物。

VEGFR-3：也用于标记淋巴管内皮，可用于标记淋巴管瘤、卡波西型血管内皮瘤、Dabska 瘤、网状血管内皮瘤和卡波西肉瘤。除淋巴管内皮分化的肿瘤外，VEGFR-3 在血管肉瘤中也可有阳性表达，但在具上皮样形态的血管肿瘤如上皮样血管内皮瘤和上皮样血管肉瘤中表达率较低。对 VEGFR-3 是否能作为淋巴管内皮的特异性标志物尚有一定的争议。

α-SMA：可用于标记血管周围的内皮细胞。

5. 血管内乳头状血管内皮瘤（Dabska 瘤）和网状血管内皮瘤

阳性：CD31，CD34，D2-40，VEGFR-3

简评：血管内乳头状血管内皮瘤（Dabska 瘤）和网状血管内皮瘤中的内皮细胞主要显示淋巴管内皮分化。

6. 卡波西肉瘤

阳性：CD31，CD34，D2-40，VEGFR-3，FLI1，LNA-1

阴性：F8

简评：LNA-1：是一种针对 HHV8 的抗体，有助于确立卡波西肉瘤的诊断。

7. 血管肉瘤

阳性：CD31，CD34，F8，UEA-1，CK

阴性：HHV-8，可与卡波西肉瘤鉴别

简评：CK：20%～50% 的血管肉瘤可表达上皮性标记，包括 CK7、CK8 和 CK18。

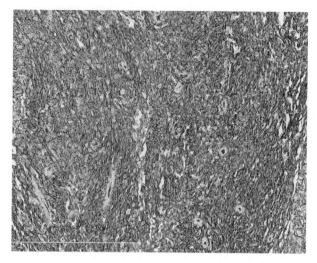

图 2-13　血管肉瘤　CD34 弥漫阳性

第九节　血管周上皮样细胞肿瘤

阳性： HMB45，PNL2，Melan-A（A103），α-SMA，MiTF，CD117，ER，PR

阴性： S-100 蛋白，desmin

简评：

CD117：在部分 PEComa 中也可有阳性表达，注意不要因此而误诊为胃肠道间质瘤，特别是一些发生于胃肠道和腹腔的血管周上皮样细胞肿瘤（PEComa）。

α-SMA：主要见于含有梭形肌样分化细胞的 PEComa 中。

ER 和 PR：血管平滑肌脂肪瘤和淋巴管肌瘤可表达 ER 和 PR。

第十节　间　皮　瘤

阳性： CK5/6，calretinin，WT-1，D2-40

阴性： CEA，BerEP4，MOC-31，B72.3，BG8，PAX8

简评： 发生于腹膜的浆液性肿瘤也可表达 CK5/6 和 WT-1，与间皮瘤的免疫表型有所重叠，但浆液性肿瘤多表达 ER 标记，对腹膜间皮瘤和腹膜浆液性肿瘤的鉴别有一定的价值。间皮瘤与肺腺癌及卵巢浆液性癌的免疫组化鉴别诊断参见表 2-2。

表 2-2　恶性间皮瘤与肺腺癌及卵巢浆液性癌的免疫组化鉴别诊断

标志物	间皮瘤	肺腺癌	卵巢浆液性癌
D2-40	+	−	−
calretinin	+	−	−
CK5/6	+	−/+	−/+
WT1	+	−	+
CEA	−	+	−/+
MOC-31	−	+	+
B72.3	−	+	+
BG8	−	+	+/−
Ber-EP4	−	+	+
ER	−	−	+
PAX8	−	−	+

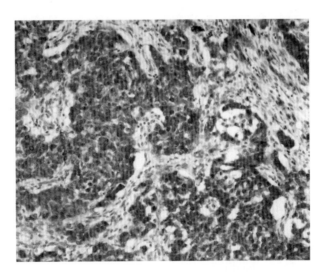

图 2-14　间皮瘤　calretinin 弥漫阳性

第十一节　周围神经肿瘤

1. 神经鞘瘤

阳性：S-100 蛋白，Leu 7，GFAP，NSE，PGP9.5

简评：胃肠道型神经鞘瘤和富于细胞性神经鞘瘤往往弥漫强阳性表达S-100蛋白和GFAP等标记，具有诊断价值。

图 2-15　神经鞘瘤　S-100 弥漫阳性

2. 神经纤维瘤

阳性：S-100 蛋白，vimentin，CD34

3. 神经鞘黏液瘤

阳性：S-100 蛋白，S-100a6，NKI-C3

4. 神经束膜瘤

阳性：EMA，claudin-1

阴性：S-100 蛋白

图 2-16　神经束膜瘤　EMA 弥漫阳性

5. 颗粒细胞瘤

阳性：S-100 蛋白，NSE，KP-1

阴性：CD163

简评：KP-1：部分颗粒细胞瘤可表达 KP-1。

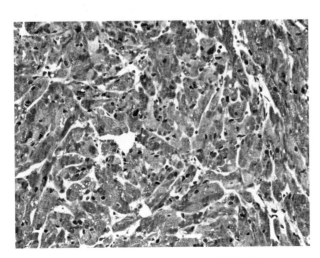

图 2-17　颗粒细胞瘤　S-100 弥漫阳性

6. 恶性周围神经鞘膜瘤

阳性：S-100 蛋白，Leu 7

简评：S-100 蛋白：在恶性周围神经鞘膜瘤中的阳性率为 50% ~ 70%，且常为局灶性。肿瘤的恶性程度越高，S-100 蛋白的阳性率越低。

7. 软组织透明细胞肉瘤

阳性：S-100 蛋白，HMB45，PNL2，NSE，bcl-2

阴性：AE1/AE3，calponin，可与滑膜肉瘤鉴别

第十二节　神经外胚层瘤

1. 神经母细胞瘤

阳性：NSE，Leu 7，PGP9.5

阴性：CD99，可与骨外尤文肉瘤或外周原始神经外胚层瘤鉴别

2. 节细胞神经母细胞瘤和节细胞神经瘤

阳性：NSE，S-100 蛋白

简评：S-100 蛋白：肿瘤内的基质 S-100 蛋白阳性。

3. 骨外尤文肉瘤或外周原始神经外胚层瘤

阳性：CD99，vimentin，FLI1，CgA，Syn，NSE

阴性：myogenin，可与横纹肌肉瘤鉴别

简评：

CD99：尽管 CD99 可在多种不同类型的肿瘤中均可有阳性表达，但在骨外尤文肉瘤或外周原始神经外胚层瘤的表达常呈弥漫强阳性，并定位于细胞膜上，具有诊断价值。

FLI1：除可用于标记骨外尤文肉瘤或外周原始神经外胚层瘤外，也是血管肿瘤的标志物。

CgA、Syn 和 NSE：在骨外尤文肉瘤或外周原始神经外胚层瘤中的表达不一，在骨外尤文肉瘤中常为阴性，在外周原始神经外胚层瘤中可有程度不等的阳性表达。

AE1/AE3 和 desmin：在骨外尤文肉瘤或外周原始神经外胚层瘤中可有灶性表达。

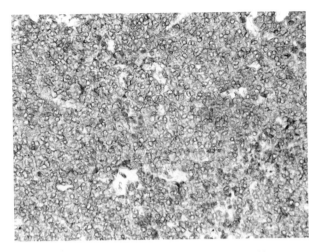

图 2-18　PNET/尤文肉瘤　CD99 弥漫阳性

第十三节　副神经节瘤

阳性：CgA，Syn，NSE，CD56，S-100 蛋白

阴性：AE1/AE3，可与神经内分泌癌鉴别；TFE3，MyoD1，可与腺泡状软组织肉瘤鉴别

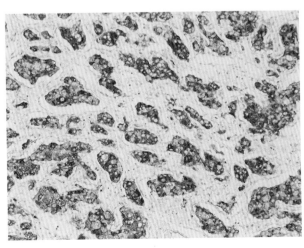

图 2-19　副节瘤　CgA 弥漫阳性

简评：

CgA、Syn、NSE 和 CD56：主要在副神经节瘤中的主细胞中表达，常呈弥漫强阳性。

S-100 蛋白：主要在副神经节瘤中的支持细胞中表达，阳性细胞围绕在器官样或细胞球结构的周围。

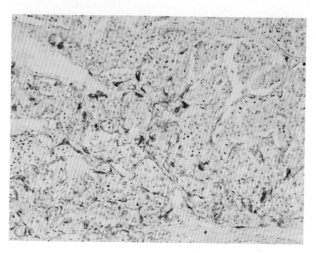

图 2-20　副节瘤　S-100 支持细胞阳性

第十四节　软组织良性或低度恶性肿瘤

1. 肌内黏液瘤和关节旁黏液瘤

阳性：vimentin

阴性：S-100 蛋白

简评：肌内黏液瘤和关节旁黏液瘤以表达 vimentin 为主，少量细胞可表达 actin，CD34 或 desmin。

2. 深部"侵袭性"血管黏液瘤

阳性：desmin，ER，PR，α-SMA，MSA

阴性：S-100 蛋白

简评：深部"侵袭性"血管黏液瘤和血管肌纤维母细胞瘤的免疫表型基本相同，故两者的鉴别诊断主要依靠临床和光镜形态，而不是免疫组化的改变。

3. 软组织混合瘤、肌上皮瘤和副脊索瘤

阳性：AE1/AE3，vimentin，S-100 蛋白，GFAP，actins，desmin，EMA

4. 软组织骨化性纤维黏液样肿瘤

阳性：S-100 蛋白，NSE，vimentin，desmin，Leu 7

5. 软组织多形性血管扩张性肿瘤

阳性：vimentin，CD34

阴性：S-100 蛋白，与神经鞘瘤鉴别；desmin，actin，AE1/AE3，CD31

6. 异位错构瘤性胸腺瘤

阳性：AE1/AE3，CK5，CK6，CK10，CK13，CK7，CK8，CK18，CD10，CD34，α-SMA

阴性：CK20，CD5，TTF-1，desmin

简评：

CK：主要在上皮性区域表达。

α-SMA、CD10 和 CD34：主要在梭形细胞区域表达。

第十五节　软组织杂类恶性肿瘤

1. 滑膜肉瘤

阳性：AE1/AE3，CAM5.2，EMA，CK7，CK19，bcl-2，calponin，CD99，TLE1，vimentin

阴性：CD34，desmin

简评：

EMA 和 AE1/AE3：在单相纤维性滑膜肉瘤中，EMA 的阳性率高于 AE1/AE3。

S-100 蛋白：高达 30%的滑膜肉瘤可表达 S-100 蛋白，易被误诊为恶性周围神经鞘膜瘤。

CD34：在滑膜肉瘤中通常为阴性。

2. 腺泡状软组织肉瘤

阳性：TFE3，MyoD1，MSA，desmin

阴性：CgA，Syn，NSE，可与副神经节瘤鉴别；AE1/AE3，可与

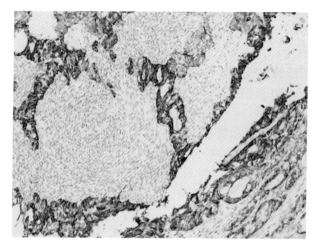

图 2-21　滑膜肉瘤　CK 阳性

转移性癌鉴别

简评:

TLE3: 在腺泡状软组织肉瘤中阳性信号定位于核上。

MyoD1: 在腺泡状软组织肉瘤中呈胞质染色, 常呈颗粒状。

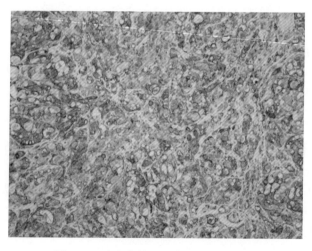

图 2-22　腺泡状软组织肉瘤　MSA 阳性

3. 上皮样肉瘤

阳性：AE1/AE3，CAM5.2，EMA，vimentin，CD34，actins

阴性：CD31，可与血管肿瘤鉴别

简评：CD34：在上皮样肉瘤中的阳性表达率为50%~70%，有助于上皮样肉瘤的诊断。

4. 肾外恶性横纹肌样瘤

阳性：AE1/AE3，CAM5.2，vimentin

阴性：INI1，可与其他小圆细胞性恶性肿瘤鉴别

简评：AE1/AE3和CAM5.2：在肾外恶性横纹肌样瘤中常定位核旁胞质内，呈球状染色。

5. 促结缔组织增生性小圆细胞肿瘤（DSRCT）

阳性：desmin，vimentin，AE1/AE3，NSE，Leu 7

阴性：myogenin，可与横纹肌肉瘤鉴别

简评：Desmin和vimentin：在DSRCT中呈特征性的核旁点状染色。

（朱雄增）

第三章 淋巴造血组织

1. **慢性淋巴细胞白血病或小淋巴细胞淋巴瘤**（chronic lymphocytic leukemia/ small lymphocytic lymphoma，CLL/SLL）

推荐使用的抗体组合是：CD20，CD3，CD43，CD23，CD5，CD103，CyclinD1，CD10，FMC7，CD79b，Ki-67。

阳性：CD20，CD43，CD23，CD5

阴性：CD3，CD103，CyclinD1，CD10，FMC7，CD79b

Ki-67 阳性指数较低。

简评：在 CLL/SLL 中，CD23，CD5 常为阳性表达，其他小 B 细胞性淋巴瘤（如 MALT 淋巴瘤等）CD5 表达较低或不表达，可用作鉴别诊断。有些具有典型 CLL 形态的病例可出现免疫表型分离的情况，即 CD5-或 CD23-，FMC7+或 CD11c+，或 CD79b+。

2. **套细胞淋巴瘤**（mantle cell lymphoma，MCL）

推荐使用的抗体组合是：CD20，CD3，CD5，CD23，CD43，FMC7，Cyclin D1，bcl-2，CD10，CD23，Ki-67。

阳性：CD20，CD5，CD43，FMC7，CyclinD1，bcl-2

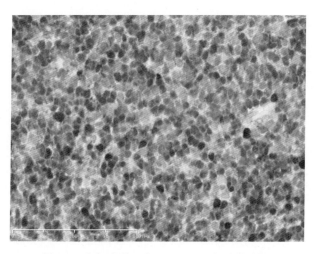

图 3-1 套细胞淋巴瘤 cyclin D1 细胞核阳性

阴性：CD3，CD10，bcl-6，CD23

Ki-67 阳性指数一般比较低。

简评：有些病例可出现变异表型，如 CD5-，CD10+，bcl-6+。t（11；14）是 MCL 的特征性遗传学改变，并因该易位导致 cyclin D1 蛋白的过度表达，因此，在小 B 细胞淋巴瘤病例，其肿瘤细胞表达 cyclin D1 蛋白，有助于确立 MCL 的诊断。需注意的是浆细胞及其肿瘤常表达 cyclin D1 蛋白，故在结果判定时应结合形态学及其他相关标记的染色结果进行。

3. 套细胞淋巴瘤，母细胞型（mantle cell lymphoma，blastoid variant）

推荐使用的抗体组合是：CD20，CD3，CD5，CD23，CD43，CyclinD1，CD10，bcl-2，Ki-67

阳性：CD20，CD5，CD43，CyclinD1，bcl-2

阴性：CD3，CD10，CD23

CyclinD1 阳性表达具有诊断意义。在该型肿瘤，其 Ki-67 指数可高达 90%。

4. 套细胞淋巴瘤，多形型（mantle cell lymphoma，pleomorphic variant）

推荐使用的抗体组合是：CD20，CD3，CD5，CyclinD1，CD10，bcl-2，MUM1，CD23，CD43，Ki-67。

阳性：CD20，CD5，CD43，CyclinD1，bcl-2

阴性：CD3，CD10，CD23，bcl-6，MUM1

CyclinD1 阳性表达具有诊断意义。在该型肿瘤，其 Ki-67 指数可高或较低。

5. 滤泡淋巴瘤（follicular lymphoma，FL）

推荐使用的抗体组合是：CD20，CD3，bcl-2，CD10，CD5，CD23，cyclin D1，Ki-67。

阳性：CD20，bcl-2，CD10，bcl-6

阴性：CD3，CD5，CD23

FL-1，2 级 Ki-67 指数一般比较低，而 FL-3 级的 Ki-67 指数多较高。

简评：FL 是滤泡生发中心 B 细胞来源的肿瘤，故其肿瘤细胞表达滤泡生发中心细胞的标记 CD10 和 bcl-6。t（14；18）是 FL 的遗传学特征，并由此导致 bcl-2 蛋白的过度表达。bcl-2 的阳性表达有助于肿瘤性滤泡与反应性淋巴滤泡的鉴别。另外，由于多种小 B 细胞肿瘤及部分大 B 细胞肿瘤均可表达 bcl-2 蛋白，故其在不同组织学类型的 B 细胞肿瘤的鉴别诊断中缺乏使用价值。

6. 结外边缘区黏膜相关淋巴组织淋巴瘤（extranodal marginal zone lymphoma of mucosa-associated lymphoid tissue）

推荐使用的抗体组合是：CD20，CD79a，CD3，CD5，CD10，CD23，CD11c，IgM，CD43，Ki-67。

阳性：CD20，CD79a，IgM（+），CD11c

阴性：CD3，CD5，CD10，CD23，CD43

Ki-67 阳性指数比较低。

简评：该淋巴瘤的病理诊断是在排除其他组织学类型的小 B 细胞淋巴瘤的基础上进行的。

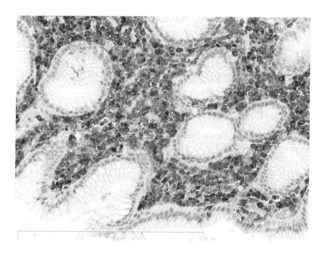

图 3-2　结外边缘区黏膜相关淋巴组织淋巴瘤　CD79a 细胞膜阳性

7. 结内边缘区淋巴瘤（Nodal marginal zone lymphoma）

推荐使用的抗体组合是：CD20，CD3，CD5，CD10，CD23，CD11c，IgM，CD43，Ki-67。

阳性：CD20，IgM，CD11c

阴性：CD3，CD5，CD10，CD23，CD43

Ki-67 阳性指数比较低。

简评：该淋巴瘤的病理诊断是在排除其他组织学类型的小 B 细胞淋巴瘤的基础上进行的，同时应排除结外边缘区黏膜相关淋巴组织淋巴瘤和脾脏边缘区淋巴瘤累及淋巴结的情况。

8. 淋巴浆细胞性淋巴瘤（lymphoplasmacytic lymphoma, LPL）

推荐使用的抗体组合是：CD20，CD3，CD5，CD10，Cyclin D1，CD23，CD138，CD25，IgM，IgG，IgD 和 Ki-67。

阳性：CD20，CD25，CD38，IgM（绝对多数病例），IgG（少数病例）

阴性：CD3，CD5，CD10，CD103，CD23，IgD

Ki-67 阳性指数比较低。

简评：CD25，CD38 表达不恒定。少数病例 CD5＋。部分病例可为 CD23$^+$。

该肿瘤的诊断是一种排除诊断，CD5－和胞质中强表达 Ig 有助于与相 CLL 鉴别。

9. 毛细胞白血病（hairy cell leukemia, HCL）

推荐使用的抗体组合是：CD20，CD3，CD11c，CD103，CD25，CD123，T-bet，Annexin A1（ANXA1），CD72，FMC7，CyclinD1，CD10，CD5，Ki-67。

阳性：CD20，CD11c，CD103，CD25，CD123，T-bet，Annexin A1（ANXA1），CD72，FMC7，CyclinD1

阴性：CD3，CD10，CD5

Ki-67 阳性指数较低。

简评：Annexin A1（ANXA1）是 Annexins 家族成员，在机体多数组织尤其是粒细胞或单核细胞中呈强阳性表达。Annexin A1 基因定位于人染色体 9q12-q21.2，在 HCL 中表达上调，阳性表达有助于其诊断。

10. Burkitt 淋巴瘤（Burkitt lymphoma, BL）

推荐使用的抗体组合是：CD20，CD3，CD5，CD10，bcl-2，bcl-6，MUM1，Ki-67，EBER

阳性：CD20，CD10，bcl-6

阴性：CD3，CD5，bcl-2

Ki-67 阳性指数>95%。

约 20% 病例可 MUM1+。EBER-ISH+/－对于散发性 BL，阳性率为

10%~25%；IGH/MYC-FISH+（大多数病例），IGL/MYC-FISH+（少数病例）。

简评：BL是滤泡生发中心B细胞来源的肿瘤，涉及MYC基因易位是该肿瘤的常见遗传学改变，但并非特异性改变。对于散发性BL，EBER-ISH阳性率为10%~25%。

11. 弥漫大 B 细胞淋巴瘤，非特指（diffuse large B-cell lymphoma, not otherwise specified, DLBCL NOS）

推荐使用的抗体组合是：CD20/CD79a，CD3，CD10，MUM1，bcl-6，Ki-67，bcl-2。

阳性：CD20/CD79a

GCB型及非GCR型：大于30%细胞CD10+或CD10-/bcl-6+/MUM1-为GCB型；其他表型者均为非GCB型。Ki-67阳性率>40%，部分病例Ki-67阳性率>90%。

简评：部分病例之肿瘤细胞CD5和p53呈阳性。30%~50%的病例之瘤细胞表达bcl-2。

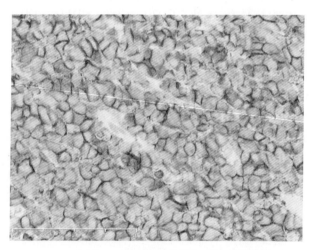

图3-3　弥漫大B细胞淋巴瘤　CD20细胞膜阳性

12. 富于 T 细胞/组织细胞的弥漫大 B 细胞淋巴瘤（T cell/histiocyte-rich large B-cell lymphoma，THRLBCL）

推荐使用的抗体组合是：CD20/CD79a，CD3，CD5，CD68，bcl-6，bcl-2，EMA，CD15，CD30，EBV，CD138，Ki-67。

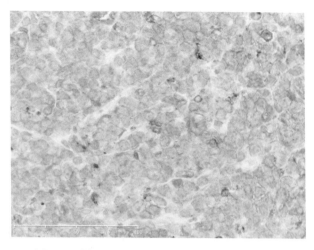

图 3-4　弥漫大 B 细胞淋巴瘤　CD10 细胞膜阳性

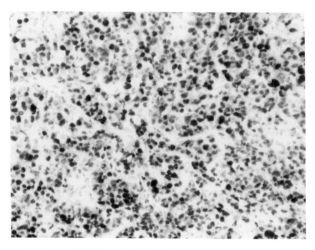

图 3-5　弥漫大 B 细胞淋巴瘤　MUM-1 细胞核阳性

阳性：CD20/CD79a，bcl-6；少部分病例表达 bcl-2 和 EMA

阴性：CD3，CD15，CD30，CD138，EBV

背景中组织细胞 CD68+，T 细胞 CD3+，CD5+

简评：该肿瘤的诊断应从严掌握，缺乏残留的 IgD+ 的套细胞和滤泡树突状细胞网有助于与结节性淋巴细胞为主型霍奇金淋巴瘤

（NLPHL）相鉴别。

13. 原发中枢神经系统的弥漫大 B 细胞淋巴瘤（primary diffuse large B-cell lymphoma of the CNS）

推荐使用的抗体组合是：CD20/CD79a，CD22，CD3，CD10，bcl-6，bcl-2，MUM1，Ki-67。

阳性：CD20，CD22，CD79a，MUM1（90%），CD10（10% ~ 20%），bcl-6（60%~80%）

阴性：CD3 和 GFAP

简评：CNS-DLBCL 的免疫表型检测与一般 DLBCL 的抗体组合的选择相似，bcl-2 的表达通常与 t（14；18）（q32；q21）无关。

14. 原发皮肤的弥漫大 B 细胞淋巴瘤，腿型（primary cutaneous DLBCL，leg type）

推荐使用的抗体组合是：CD20/CD79a，CD3，CD10，bcl-2，bcl-6，MUM1，FOX-P1，Ki-67。

阳性：CD20，CD79a，bcl-2，bcl-6，MUM1，FOX-P1

阴性：CD3，CD10

简评：约 90% 的该肿瘤呈 bcl-2 强阳性表达，但通常与 t（14；18）（q32；q21）无关；有约 10% 的病例不表达 BCL2 或 MUM1。

15. 老年性 EBV+的弥漫大 B 细胞淋巴瘤（EBV positive diffuse large B-cell lymphoma of the elderly）

推荐使用的抗体组合是：CD20/CD79a，CD3，CD10，bcl-6，MUM1，CD30，LMP-1，EBNA-2，CD15，Ki-67，以及 EBER-ISH。

阳性：CD20，CD79a，MUM1，LMP-1，EBER-ISH

阴性：CD3，CD10，bcl-6，CD15

简评：该肿瘤的免疫表型检测与一般 DLBCL 的抗体组合的选择相似，而存在 EB 病毒感染是其特征。当其瘤细胞具有免疫母细胞或浆母细胞特征的病例可为 CD20-。CD30 表达不定；约 94% 的病例大的间变细胞 LMP1+，约 28% 的病例中的大的间变性细胞呈 EBNA-2+。

16. 慢性炎症相关弥漫大 B 细胞淋巴瘤（DLBCL associated with chronic inflammation）

推荐使用的抗体组合是：CD20/CD79a，CD3，CD30，MUM1，CD138，EBER

阳性：CD20/CD79a，CD30；多数病例 EBER 呈+

阴性：CD3

简评：在有浆细胞分化部分病例，其瘤细胞可呈 CD20 和（或）CD79a 阴性，而 MUM1 和 CD138 阳性。背景中的淋巴细胞呈表达 CD3 抗原，其中的 CD4+多于 CD8+细胞。

17. 原发纵隔（胸腺）大 B 细胞淋巴瘤 [primary mediastinal (thymus) large B-cell lymphoma, PMBL]

推荐使用的抗体组合是：CD20/CD79a，CD3，CD30，CD15，CD23，MUM1（+/-），CD10，bcl-2，bcl-6，Ki-67。

阳性：CD20，CD79a，CD30（80%），CD23（70%），EBV。部分表达的抗体有：bcl-2，bcl-6（45%~100%），CD10（8%~32%）

阴性：CD3，CD15，EBV

简评：大多数该肿瘤表达 CD30，但较霍奇金淋巴瘤（HL）细胞表达要弱。CD15 偶尔表达。约 70%的病例 CD23+是该主流的特征之一。其他呈阳性表达的抗体还有 MAL，CD54，CD95，TRAF1，REL，HLA I 和 II。

18. 血管内大 B 细胞淋巴瘤（intravascular large B-cell lymphoma）

推荐使用的抗体组合是：CD20/CD79a，CD3，CD5，CD10，MUM1，CD29，CD54，Ki-67。

阳性：CD20，MUM1

阴性：CD3，CD29，CD54

CD5 和 CD10 的阳性率分别为 38%和 10%。

简评：该肿瘤的免疫表型检测与一般 DLBCL 的抗体组合的选择相似。

19. ALK 阳性大 B 细胞淋巴瘤（ALK positive large B-cell lymphoma）

推荐使用的抗体组合是：CD20，CD3，ALK，EMA，CD45，CD30，IgA，CD4，CD57，MUM1，Ki-67。

阳性：CD20，ALK，EMA，IgA，CD4，CD57，MUM1

阴性：CD3 和 CD30，CD45 多为阴性或弱表达

简评：部分病例可表达 EMA 和 CK。需与 ALK+的 T 细胞性间变大细胞淋巴瘤（ALCL），以及其他伴有窦浸润模式的大 B 细胞淋巴

瘤、ALK-的免疫母细胞或浆母细胞淋巴瘤相鉴别。肿瘤细胞还可表达CD4，CD57 和 MUM1，偶或灶性表达 CD43 和穿孔素（perforin）等。

20. 浆母细胞淋巴瘤（plasmablastic lymphoma）

推荐使用的抗体组合是：CD20/CD79a/PAX5，CD3，CD138/CD38/Vs38c，MUM1，EMA，CD30，CD45，IgG，LMP1，Ki-67，EBER-ISH。

阳性：CD79a，CD138/CD38/Vs38c，MUM1，EMA，CD30，IgG；呈阴性或弱表达的抗体有：CD20，PAX5 和 CD45

阴性：CD3，LMP1

Ki-67 阳性率>90%。EBER 阳性率为 60%~75%。

简评：该肿瘤常发生于免疫缺陷病患者，该肿瘤细胞一般不表达CD45 和 CD20 等常用抗原标记，而常表达谱系较宽的 CD79a，以及浆细胞抗原。50%~70%的病例表达胞质免疫球蛋白，常为 IgG 型，以及 κ 或 λ 轻链。

21. 起源于 HHV8 相关多中心 Castleman 病的大 B 细胞淋巴瘤（large B-cell lymphoma arising in HHV8-associated multicentric Castleman disease）

推荐使用的抗体组合是：CD20，CD79a，CD3，LANA1，cIgM，Igκ，Igλ，CD138，CD38，CD27，Ki-67，EBER。

其肿瘤细胞的表型是：CD20+/-，CD79a-，CD138-，CD38-/+

阴性：CD3，LANA1，CD27 和 EBER-ISH；滤泡间浆细胞呈cIgM-，cIgA+

简评：该肿瘤免疫表型的分析需审慎。

22. 原发渗出性淋巴瘤（primary effusion lymphoma）

推荐使用的抗体组合是：CD45，CD19，CD20，CD79a，CD3，bcl-6，HLA-DR，CD30，CD38/VS38/CD138，EMA，EBV，LMP1。

阳性：CD45，HLA-DR，CD30，CD38，CD138，VS38，EMA；常呈性表达的抗体有：CD19，CD20，CD79a，CD3，bcl-6，EBV LMP1

简评：其瘤细胞间变，部分具有免疫母细胞和浆母细胞的形态学表现，加之一般不表达通常选用的 B 细胞抗原，诊断有一定难度。肿瘤细胞表达浆细胞分化抗原，并存在 EBV 感染及其临床表现等具有明显的临床病理特征。

23. 未确定类别的，介于 DLBCL 与经典霍奇金淋巴瘤之间的 B 细胞淋巴瘤（B-cell lymphoma，unclassifiable，with features intermediate between diffuse large B-cell lymphoma and classical Hodgkin lymphoma，U-DLBCL/CHL）

推荐使用的抗体组合是：CD45，CD20/CD79a/PAX5，CD3，CD30，CD15，c(s)Ig，OCT-2，BOB.1，bcl-6，CD10，ALK，EBV。

阳性：CD45，CD20/CD79a/PAX5，CD30，CD15，OCT-2，BOB.1

阴性：CD3，c(s)Ig，CD10，ALK；bcl-6 表达不定

简评：是一组在临床表现、病理形态学和免疫表型特征等方面介于 CHL 和 DLBCL，特别是原发纵隔（胸腺）大 B 细胞淋巴瘤之间的肿瘤。也涉及 HCL 和 DLBCL 的鉴别诊断。建议行 IG 基因重排检测辅助诊断。

24. 未确定类别的，介于 DLBCL 与 Burkitt 淋巴瘤之间的 B 细胞淋巴瘤（B-cell lymphoma，unclassifiable，with features intermediate between diffuse large B-cell lymphoma and Burkitt lymphoma，U-DLBCL/BL）

推荐使用的抗体组合是：CD19/CD20/CD79a，CD10，bcl-6，bcl-2，MUM1，Ki-67。EBER-ISH。IGH/MYC-FISH。

阳性：CD19/CD20/CD79a，CD10+，bcl-6+，bcl-2+，MUM1-或弱阳性

Ki-67 阳性指数为 50%~100%

简评：该类肿瘤具有 DLBCL 和 BL 的形态学和遗传学特征，但因其生物学和临床的原因而不能归于其中任一肿瘤中者既归于此类肿瘤中，属灰区淋巴瘤，是一类异质性的淋巴瘤，而非独特的淋巴瘤类型。一般来说，免疫表型检测提示 BL（CD10+，bcl-6+，bcl-2-，MUM1-）的病例，以及形态学似 BL，而瘤细胞呈 bcl-2 呈强阳性表达者归于此类。另一方面，形态学典型的 DLBCL 并检出 MYC 重排的病例，以及形态学典型的 BL，而未检出 MYC 重排的病例不属于此类。35%~50%的病例可检出 8q24/MYC 易位。部分病例还可存在 bcl-6 或 bcl-2 易位。

25. 淋巴瘤样肉芽肿（lymphomatoid granulomatosis）

推荐使用的抗体组合是：CD20，CD3，CD30，CD15，LMP1，CD56，cytotoxic proteins（granzyme B，perforin，TIA1），Ki-67，EBER-ISH。

阳性：CD20，CD30-/+，LMP1-/+，EBER-ISH。

阴性：CD3，CD15，CD56，Cytotoxic proteins（granzyme B，perforin，TIA1）

LMP1 在大的间变细胞或多形性细胞可表达。背景中 T 细胞 CD3$^+$，CD4$^+$细胞较 CD8$^+$细胞要多。Ki-67 阳性率不定。

简评：该疾病属 EBV 相关的血管中心性和血管破坏性 B 细胞性淋巴增生性疾病，主要发生于结外部位。从病理形态学和临床表现均为一个疾病谱系，涵盖了从恶性潜能未定的 B 细胞增生性疾病到大 B 细胞淋巴瘤。组织学分为 3 级。需要与其他的具有血管中心性和血管破坏性浸润征象的 B，以及 T 和 NKxb 肿瘤相区别。

26. 结外 NK/T 细胞淋巴瘤，鼻型（extranodal NK/T-cell lymphoma，nasal type）

推荐使用的抗体组合是：CD20，CD3，CD3ε，CD56，cytotoxic proteins（granzyme B，perforin，TIA1），TCRβF1，CD30，Ki-67，EBER-ISH。

阳性：CD3ε，CD56，cytotoxic proteins（granzyme B，perforin，TIA1），EBER-ISH；部分表达的抗体有：CD30（以大型瘤细胞浸润为主者阳性表达几率较高）

阴性：CD20，TCRβF1；少数病例之瘤细胞可表达 CD3

Ki-67 阳性率>60%。

简评：在该类肿瘤的免疫表型检测的同时应做 EBV-ISH，理论上，病例 100% 为阳性。少数病例之瘤细胞可表达 CD3，甚至检出 TCR 基因克隆性重排。

27. 侵袭性 NK 细胞白血病（aggressive NK-cell leukemia）

推荐使用的抗体组合是：CD20，CD3，CD3ε，CD56，CD16，cytotoxic proteins（granzyme B，perforin，TIA1），TCRβF1，Ki-67，MPO，TdT，EBER-ISH。

阳性：CD3ε，CD56，CD16，Cytotoxic proteins（granzyme B，perforin，TIA1），EBER

阴性：CD20，CD3，TCRβF1，MPO，TdT

Ki-67 阳性率多>60%。

简评：根据样本的取材部位的不同，病理形态学表现的情况，所选择的抗体有异，其中应包括鼻型 NK/T 细胞淋巴瘤的常用抗体，以及涉及髓系肿瘤和淋巴母细胞白血病或淋巴瘤鉴别诊断的相关标记，若瘤细胞的体积较大，还应该加作 CD30 等。

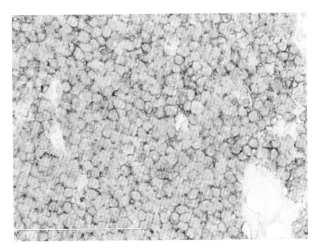

图 3-6　侵袭性 NK 细胞白血病　CD56 细胞膜阳性

28. 皮下脂膜炎样 T 细胞淋巴瘤（subcutaneous panniculitis-like T-cell lymphoma，SPTCL）

推荐使用的抗体或探针组合是：CD20，CD3，CD3ε，CD4，CD8，CD56，cytotoxic proteins（granzyme B，perforin，TIA1），βF1，CD30，Ki-67，EBER-ISH−。

阳性：CD3，CD3ε，CD8，cytotoxic proteins（granzyme B，perforin，TIA1），βF1

阴性：CD20，CD4，CD56

Ki-67 阳性率较高。

简评：该肿瘤是 αβ 表型的细胞毒性 T 细胞来源的肿瘤，故其肿瘤细胞常表达 CD8，细胞毒性蛋白和 βF1，不存在 EBV 感染。可检出 TCR 基因的克隆性重排。

29. 肠病型 T 细胞淋巴瘤（enteropathy-associated T-cell lymphoma）

推荐使用的抗体组合是：CD20，CD3，CD5，CD7，CD4，CD8，CD56，CD103（冷冻切片），Cytotoxic proteins（granzyme B，perforin，TIA1），TCRβF1，CD30，Ki-67，EBER-ISH

阳性：CD8，CD3，CD56 +/−，cytotoxic proteins（granzyme B，perforin，TIA1）

阴性：CD20，CD3，βF1，EBER-ISH

Ki-67 阳性指数一般大于 60%。

简评：该肿瘤是 αβ 表型的细胞毒性 T 细胞来源的肿瘤，故其肿瘤细胞常表达 CD8，细胞毒性蛋白和 βF1，不存在 EBV 感染。可检出 TCR 基因的克隆性重排。CD103 为整合素 αE。

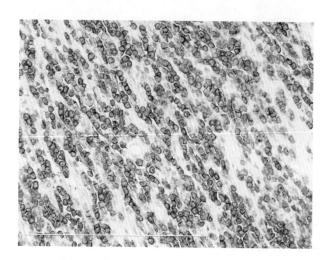

图 3-7　肠病型 T 细胞淋巴瘤　CD8 阳性

30. ALK+间变大细胞淋巴瘤（anaplastic large cell lymphoma，ALK-positive）

推荐使用的抗体组合是：CD20，CD3，CD30，Cytotoxic proteins（granzyme B，perforin，TIA1），ALK-1，EMA，Ki-67。

阳性：CD3 −/+，CD30，ALK-1，cytotoxic proteins（granzyme B，perforin，TIA1），EMA（45%~60%）

阴性：CD20

Ki-67 阳性率较高。

简评：ALK（anaplastic large cell lymphoma kinase，间变大细胞淋巴瘤激酶）是一种融合蛋白，其表达是由于 2 号染色体上的 ALK 位点基因改变。最常见的是 t（2；5）（p23；25），即 2 号染色体的 ALK 基因和 5 号染色体的 NPM 基因（核蛋白基因）发生转位。其他的遗传学改变还包括 t（2；3）（p23；q35），t（1；2）（q25；p23），等。

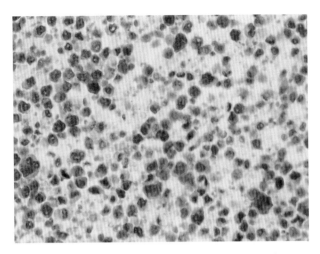

图 3-8　大细胞间变淋巴瘤　ALK 阳性

31. ALK-间变大细胞淋巴瘤（anaplastic large cell lymphoma，ALK-negative）

推荐使用的抗体组合是：CD20，CD3，CD30，cytotoxic proteins（granzyme B，perforin，TIA1），ALK1，EMA，Ki-67

阳性：CD3，CD30，cytotoxic proteins（granzyme B，perforin，TIA-1）

阴性：CD20，ALK-1

Ki-67 阳性率较高。

简评：该肿瘤的免疫表型检测的抗体选择与 ALK+ALCL 相似，唯一区别是该肿瘤呈 ALK 阴性表达。

32. 血管免疫母细胞性 T 细胞淋巴瘤（angioimmunoblastic T cell lymphoma，AITL）

推荐使用的抗体组合是：CD20，CD3/CD3ε，CD4，CD10，bcl-6，CD21，CXCL13，Ki-67。

阳性：CD3，CD4，CD10，CXCL13，bcl-6；淋巴滤泡外不规则分布的树突状细胞网呈 CD21 阳性

阴性：CD20

Ki-67 阳性率较高。

简评：近年（2003）的研究已证实：该肿瘤为滤泡辅助 T 细胞（follicular helper T-cells，TFH）来源的肿瘤，最具特征的是其肿瘤细胞

具有正常 TFH 的表型（60%~100%），即 CD10+，CXCL13+和 PD-1+，有助于与不典型 T 区增生和其他类型的外周 T 细胞淋巴瘤相区别。另外，病变组织中存在的转化 B 细胞常呈 EBV+，而肿瘤细胞为 EBV-。

33. 母细胞性浆细胞样树突细胞肿瘤（blastic plasmacytoid dendritic cell neoplasm），母细胞 NK 细胞淋巴瘤（blastic NK cell lymphoma）

推荐使用的抗体组合是：CD20，CD3，CD4，CD8，CD56，CD43，CD123，TdT，MPO，granzyme B，Ki-67。

阳性：CD4，CD56，CD43，$CD68_{kp1}$，CD123；呈部分表达的抗体有：TdT，$CD68_{kp1}$（50%）

阴性：CD20，CD3，CD8，CD30，granzyme B

Ki-67 阳性率多较高。

简评：CD123 是干扰素-3-α 链受体，被认为是浆细胞样树突细胞相关抗原，对该肿瘤的诊断较为重要。该肿瘤常以皮肤病变为首发表现，2008 版 WHO 分类中将该肿瘤归入前体造血细胞肿瘤中。在免疫表型检测中应考虑到与一些表达或可能表达 CD56 抗原的淋巴造血组织肿瘤相区别，如急性髓系白血病、侵袭性 NK 细胞白血病和淋巴母细胞性淋巴瘤或白血病的皮肤浸润等。

34. 肝脾 T 细胞淋巴瘤（hepatosplenic T cell lymphoma）

推荐使用的抗体组合是：CD20，CD3，CD56，CD4，CD8，CD30，TCRβF1，TIA1，granzyme B，Ki-67，EBER。

阳性：CD3，TIA1，CD56 +/-，CD8 -/+

阴性：CD20，CD4，CD30，TCRβF1，granzyme B，perforin，EBER

Ki-67 阳性率较高。

简评：该肿瘤是 γδ 表型的 T 细胞来源的肿瘤，其肿瘤细胞部分表达 CD56 和 CD8，常表达 TIA1，而不表达 granzyme B 和 perforin，也不表达 βF1，不存在 EBV 感染。可检出 TCR 基因的克隆性重排。

35. 外周 T 细胞淋巴瘤，非特指（peripheral T cell lymphoma, not otherwise specified）

推荐使用的抗体组合是：CD20，CD3，CD5，CD7，CD4，CD8，CD30，TCRβF1，CD10，bcl-6，CD21，Ki-67；必要时还可加作 CD56，Cytotoxic proteins（granzyme B，perforin，TIA-1）和 EBER-ISH 等。

阳性：CD3，CD4（多数）CD8（少数），$CD5_W^{-/+}$，$CD7_W^{-/+}$

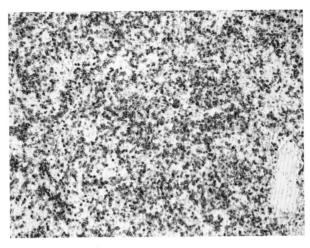

图 3-9　肝脾 T 细胞淋巴瘤　CD3 细胞膜阳性

阴性：CD20，EBER；不见 CD21 阳性的淋巴滤泡外滤泡树突状细胞网

Ki-67 阳性指数>70%。

简评：该肿瘤是一组异质性的肿瘤，其诊断是一种排除诊断，应与血管免疫母细胞性 T 细胞淋巴瘤，间变大细胞淋巴瘤和结外鼻型 NK/T 细胞淋巴瘤等相区别。发生于肠道、肝脏和脾脏等器官的肿瘤

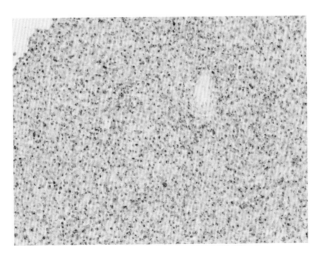

图 3-10　外周 T 细胞淋巴瘤　TIA-1 阳性

还应与肠病型 T 细胞淋巴瘤，肝脾 T 细胞淋巴瘤等相鉴别。

36. 成人 T 细胞白血病或淋巴瘤（adult T cell leukemia/lymphoma）

推荐使用的抗体组合是：CD2，CD3，CD5，CD7，CD4，CD8，CD25，CD56，CD20，TCRβF1，Ki-67，EBER-ISH。必要时可加做 CD56，Cytotoxic proteins（granzyme B，perforin，TIA-1），CD30，TCRβF1；等。该肿瘤的表型是：CD25+（接近 100%），CD3+，CD5+，CD7−，CD4+/CD8−（多数），CD4−/CD8+ 或 CD4+/CD8+，Ki-67 阳性率较高。EBER-ISH−。

简评：该肿瘤是由 HTLV-1 感染所致，在日本报道较多，而在我国则少有报道。HTLV-1 相关的血清学检查对于该肿瘤的诊断至关重要。

37. 淋巴母细胞白血病或淋巴瘤（lymphoblastic leukemia/lymphoma）

推荐使用的抗体组合是：TdT，CD99，CD20/PAX5，CD3ε/CD3，MPO，CD10，Ki67。

阳性：TdT，CD99；对于 T 淋巴母细胞肿瘤：CD3+/−，CD3ε+/−；对于 B 淋巴母细胞肿瘤：CD20−/+，PAX5+/−

阴性：MPO

Ki-67 阳性率常>80%或近 100%。

简评：该肿瘤是前体淋巴细胞来源的肿瘤，T 和 B 淋巴母细胞在形态学上几乎不能区分，必须借助于免疫表型检测。90%以上的该肿瘤表达 TdT，故 TdT 可作为该肿瘤的特征性抗原标记，尽管有少数其他类型的淋巴造血组织肿瘤也可表达该抗原。

38. 蕈样霉菌病或 Sezary 综合征（mycosis fungoides 或 Sezary syndrome）

推荐使用的抗体组合是：CD2，CD3，CD5，CD7，CD4，CD8，CD20，CD56，CD30，TCRβF1，Cytotoxic proteins（granzyme B，perforin，TIA1），EBER-ISH，Ki-67。

阳性：CD2，CD3，CD5，CD4，TCRβF1

阴性：CD20，CD56，CD8（绝对多数），CD7（绝对多数），CD30，Cytotoxic proteins（granzyme B，perforin，TIA1），EBER-ISH

Ki-67 阳性率变化范围较大。

简评：该肿瘤为原发皮肤的外周 T 细胞淋巴瘤，其特征性的形态学表现是瘤细胞的亲表皮性浸润及表皮内 Pautrier 微脓肿形成。绝对多数为 CD4+/TCRβF1 表型。需要与皮肤原发的一些外周 T 细胞和 NK 细胞淋巴瘤，以及其他淋巴造血组织肿瘤的皮肤扩散性病变等相区别，故在免疫表型检测的抗体组合上应考虑到相关的鉴别诊断。

39. 原发皮肤 CD30 阳性的 T 细胞性淋巴增生性疾病（primary cutaneous CD 30 positive T-cell lymphoproliferative disorders）

推荐使用的抗体组合是：CD20，CD3，CD56，CD4，CD8，CD30，Cytotoxic proteins（granzyme B，perforin，TIA1），ALK-1，EMA，Ki-67。

阳性：CD30，CD3，TCRβF1

阴性：CD20，CD56，CGP，EMA，ALK-1

CD4 和 CD8 抗原的表达不定。Ki-67 阳性率较高。

简评：该肿瘤的诊断中应考虑到与系统性 ALCL 的皮肤累及相区别，后者之瘤细胞常表达 EMAI（约 60%），ALK（ALK+-ALCL）。同时，也应考虑到与皮肤原发的其他淋巴造血组织肿瘤相区别。

40. 经典型霍奇金淋巴瘤（classical Hodgkin lymphoma，CHL）

推荐使用的抗体组合是：CD20，CD3，CD30，CD15，EBV，CD45。

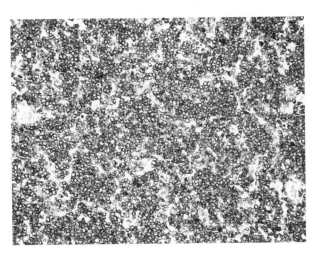

图 3-11　原发皮肤的 T 细胞淋巴瘤　CD30 细胞膜阳性

阳性：CD30，CD15，EBV，CD20 +/-

阴性：CD3，CD45

简评：CHL 的特征性的免疫表型是：CD30＋，CD15＋，EBV＋，CD20+/-。

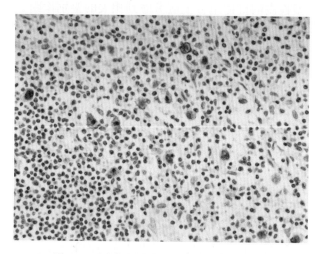

图 3-12　霍奇金淋巴瘤　CD15 细胞膜阳性

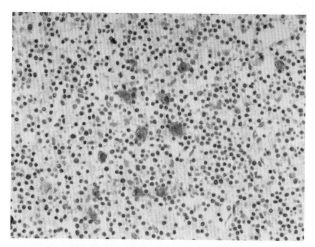

图 3-13　霍奇金淋巴瘤　CD30 细胞膜阳性

41. 结节性淋巴细胞为主型霍奇金淋巴瘤（Nodular lymphocyte predominant Hodgkin lymphoma，NLPHL）

推荐使用的抗体组合是：CD20，CD3，CD30，CD15，EBV，

CD45，CD57。

阳性：CD20，CD30-/+，CD45

阴性：CD3，CD15，EBV

CD57+细胞围绕肿瘤细胞分布现象。

简评：该肿瘤需要与富于淋巴细胞的经典型霍奇金淋巴瘤，以及富于 T 细胞和组织细胞的大 B 细胞淋巴瘤相区别。前者一般具有 CHL 的表型，普通石蜡切片的 PCR 检测不能检出 IgH 基因重排，而后者之肿瘤细胞表达 CD20 和 CD45，且可检出 IgH 基因重排。

42. 粒细胞肉瘤（granulocytic sarcoma）

推荐使用的抗体组合是：MPO，$CD68_{KP1}$，CD117，$CD68_{PG-M1}$，CD45，CD99，TdT，CD56，Ki-67。

阳性：MPO，$CD68_{KP1}$，CD117，CD45，CD99

阴性：$CD68_{PG-M1}$，少数可表达 TdT，CD34 和 CD56

Ki-67 阳性率为 60% 左右。

简评：据统计，96% 的髓系肉瘤是粒细胞肉瘤，其次是单核母细胞肉瘤，该肿瘤需要与一些淋巴瘤相区别，如淋巴母细胞淋巴瘤、Burkitt 淋巴瘤和 DLBCL 等，也要与非淋巴造血组织的小圆细胞肿瘤相区别，故在免疫表现检测的抗体组合中应考虑到相关抗体的选择。

43. 单核母细胞肉瘤（monoblastic sarcoma）

推荐使用的抗体组合是：MPO，$CD68_{KP1}$，$CD68_{PG-M1}$，CD45，CD99，TdT，CD56，Ki-67。

阳性：$CD68_{KP1}$，$CD68_{PG-M1}$，CD45，CD99

阴性：MPO；少数病例可表达 TdT 和 CD56

Ki-67 阳性率为 60% 左右。

简评：尽管该肿瘤是第二常见的髓系肉瘤，但其发生率仍很低，瘤细胞呈 MPO-，$CD68_{KP1}$+，$CD68_{PG-M1}$+，CD45+，CD99+，CD56-/+ 表型者，看符合该肿瘤，诊断中还应注意结合临床及实验室检查结果，特别是流式细胞术检查结果加以考虑。

44. 滤泡树突状细胞肉瘤（follicular dendritic cell sarcoma，FDRCS）

推荐使用的抗体组合是：CD21，CD23，CD35，$CD68_{KP1}$，S-100，CD1a，Langerin，CD45，Ki-67。必要时选用的标记有：EBER-ISH。

阳性：CD21，CD23，CD35，CD68$_{KP1}$+/－，S-100 －/＋，CD45 +/－

阴性：CD1a 和 Langerin。Ki-67 阳性率不定（1%～25%）

简评：该肿瘤可发生于淋巴结及结外器官和组织，在形态学上与指状突细胞肉瘤不能区别，必须依靠免疫表型检测。同时，还需与其他梭形细胞肿瘤相区别。对于疑为该肿瘤的炎性假瘤变型的病例，应做 EBER-ISH。该肿瘤呈强阳性表达 clasterin，也常表达 desmolakin，vimentin，fascin，EGFR 和 HLA-DR。

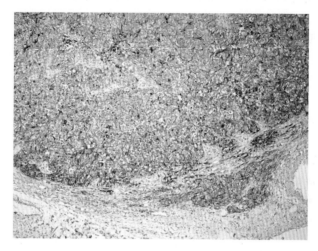

图 3-14　滤泡树突状细胞肉瘤　CD21 阳性

45. 指状树突细胞肉瘤（interdigitating dendritic cell sarcoma）

推荐使用的抗体组合是：CD21，CD35，S-100，CD1a，Langerin，MPO，CD68$_{KP1}$，lysozyme，CD45，Ki-67。

阳性：S-100；可部分表达的抗体有：CD45，CD68$_{KP1}$，lysozyme

阴性：CD21，CD35，CD1a，Langerin，MPO

Ki-67 阳性率较低，为 10%～20%。

简评：该肿瘤十分罕见，其病理诊断是排除诊断，需排除其他表达 S-100 蛋白的肿瘤的基础上进行的。主要有 Langerhans 细胞组织细胞增生症，滤泡树突状细胞肉瘤，以及其他梭形细胞肿瘤等。

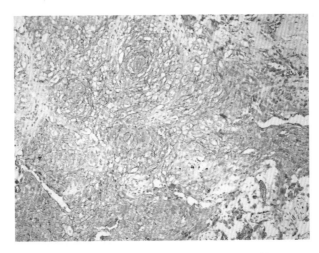

图 3-15　滤泡树突状细胞肉瘤　CD35 阳性

46. Langerhans 细胞组织细胞增生症/Langerhans 肉瘤 (Langerhans cell histiocytosis / Langerhans cell sarcoma)

推荐使用的抗体组合是：S-100，CD1a，Langerin，CD68$_{KP1}$，CD21/CD35，CD45，Ki-67。

阳性：S-100，CD1a，Langerin，CD68$_{KP1}$，部分病例表达的抗体有：CD68$_{KP1}$，少数病例表达的抗体有：CD45 和 lysozyme

阴性：CD21/CD35

Ki-67 阳性率不定。

简评：Langerhans 细胞组织细胞增生症和 Langerhans 肉瘤的免疫表型相似。Langerin 的特异性最高。

47. 肥大细胞增生症 (mastcytosis)

推荐使用的抗体组合是：Traptase，CD117，CD45，CD68$_{KP1}$，CD68$_{PG-M1}$，S-100，CD21/CD23/CD35，MPO，TdT，Ki-67。

阳性：Traptase，CD117，CD45，CD68$_{KP1}$

阴性：S-100，CD21/CD23/CD35，MPO，TdT，CD68$_{PG-M1}$

Ki-67 阳性率不定。

简评：该肿瘤需要与髓系肿瘤，一些淋巴瘤，以及一些淋巴造血及非淋巴造血组织来源的梭形细胞肿瘤相鉴别，因此，在免疫表型检测时应考虑到相关的鉴别诊断应选择的抗原标记。该肿瘤细胞呈

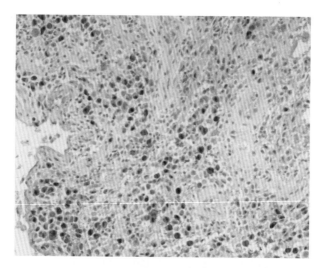

图 3-16　Langerhans 细胞组织细胞增生症　S-100 阳性

Giemsa（姬姆萨）和 toluidine blue（甲苯胺蓝）染色阳性，也有助于该肿瘤的诊断。

（刘卫平　唐　源　杨群培　王晓卿　毕成锋　林　莉　闵　敏）

淋巴造血组织疾病免疫表型检测常用抗体一览表

抗体名称	克隆号	阳性信号部位	组织预处理	阳性对照	主要诊断价值
ALK-1	SP8	细胞核/质	热修复	ALK+ ALCL	ALCL t（2；5）；炎性肌纤维母细胞瘤
bcl-2	100/D5	细胞质	热修复	扁桃体/淋巴结	FL，CLL/CLL，MCL 等
bcl-6	LN22 GL191E/A8	细胞核	热修复（pH9.0）	扁桃体/淋巴结	滤泡生发中心细胞
CD1a	MTB1 010	细胞膜	热修复（pH9.0）	皮肤、胸腺	皮质胸腺细胞，Langerhans 细胞
CD2	AB75	细胞膜	热修复（pH9.0）	淋巴结	成熟 T 细胞、NK 细胞及胸腺皮质细胞，鉴别 T 细胞来源肿瘤
CD3ε *	PS1 LN10 UCHT1 F7.2.38	细胞质/膜	热修复	淋巴结	T 细胞、NK 细胞
CD3	F7.2.38	细胞膜	热修复	淋巴结	T 细胞
CD4	1F6	细胞膜	热修复（pH9.0）	淋巴结	辅助 T 细胞及其肿瘤
CD5	4C7	细胞膜	热修复（pH9.0）	淋巴结	T 细胞，CLL，MCL
CD6	23 6CO2	细胞膜	热修复	淋巴结	胸腺细胞、成熟 T 细胞，用于低恶的 B 细胞淋巴瘤和 T 细胞淋巴瘤诊断
CD7	CD7-272	细胞膜	热修复	淋巴结	早期 T 细胞、NK 细胞，鉴别原始 T 细胞肿瘤
CD8	C8 144B	细胞膜	热修复	淋巴结	抑制/细胞毒性 T 细胞
CD10	56C6	细胞膜	热修复（pH9.0）	子宫内膜	淋巴母细胞，子宫间质肉瘤
CD11b	44	细胞膜	热修复	骨髓	粒细胞、单核巨噬细胞、NK 细胞

续　表

抗体名称	克隆号	阳性信号部位	组织预处理	阳性对照	主要诊断价值
CD11c	5D11	细胞膜	热修复	骨髓	幼粒细胞、单核巨噬细胞、NK 细胞、活化 T 细胞，鉴别诊断毛细胞白血病
CD13	38C12	细胞膜	热修复	肝脏	粒细胞、单核细胞及其前体细胞，用于急性髓性白血病及急性淋巴细胞白血病的鉴别诊断
CD14	4 14CO2 RPA-M1	细胞膜	热修复	淋巴结	单核细胞、巨噬细胞
CD15	BY87 My1	细胞质/膜	热修复（pH9.0）	扁桃体/淋巴结	粒细胞、R-S 细胞、髓细胞
CD16	2H7	细胞膜	热修复	扁桃体/淋巴结	NK 细胞、粒细胞、活化的巨噬细胞
CD19	4G7 2E	细胞膜	热修复	扁桃体/淋巴结	B 细胞、树突状细胞
CD20	L26	细胞膜	热修复	扁桃体/淋巴结	B 细胞
CD21	2G9	细胞膜	胰酶修复	扁桃体/淋巴结	滤泡树突状细胞、成熟 B 细胞
CD22	FPC1	细胞膜	热修复	扁桃体/淋巴结	B 细胞，鉴别诊断毛细胞白血病
CD23	SP23	细胞膜	热修复（pH9.0）	扁桃体/淋巴结	滤泡树突状细胞，T 细胞，CLL/SLL 肿瘤细胞
CD24	24CO2	细胞膜	热修复	扁桃体/淋巴结	B 细胞
CD25	1L2R.1	细胞膜	热修复	扁桃体/淋巴结	活化淋巴细胞
CD27	137B4	细胞膜	热修复（pH9.0）	胸腺	外周 T 细胞、髓质胸腺细胞、活化 B 细胞、部分 NK 细胞
CD30	Ber-H2	细胞膜/质	热修复（pH9.0）	R-S 细胞	ALCL 肿瘤细胞，R-S 细胞，活化淋巴细胞

抗体名称	克隆号	阳性信号部位	组织预处理	阳性对照	主要诊断价值
CD35	RLB25	细胞膜	热修复（pH9.0）	扁桃体/淋巴结	滤泡树突状细胞
CD34	QBEnd-10	细胞膜		骨髓	原始造血细胞、血管内皮细胞
CD37	CT1	细胞膜	热修复	扁桃体/淋巴结	成熟 B 细胞
CD38	SPC32	细胞膜	热修复	扁桃体/淋巴结	急性白血病分型
CD43	MT1 DF-T1	细胞膜	热修复（pH9.0）	淋巴结	T 淋巴细胞，部分 B 细胞淋巴瘤细胞（套细胞淋巴瘤、CLL/SLL 等），NK 细胞等
CD45（LCA）	2B11, PD7/26	细胞膜	热修复	扁桃体/淋巴结	淋巴细胞、髓细胞
CD45RO	UCHL1	细胞膜	热修复	扁桃体/淋巴结	T 细胞、胸腺细胞
CD56	1B6 123C3	细胞膜	热修复	小细胞肺癌	NK 相关抗原
CD57	NK-1	细胞膜	热修复	扁桃体/淋巴结	NK 细胞
CD68	KP1	细胞质	热修复	扁桃体/淋巴结	髓细胞/单核细胞
CD68	PG-M1	细胞质	热修复	扁桃体/淋巴结	组织细胞、巨噬细胞
CD79a	SP18 JCB117	细胞质	热修复	扁桃体/淋巴结	广谱 B 细胞标记，从前 B 细胞至浆细胞
CD117*	–	细胞膜	热修复	GIST, DRCS	肥大细胞、髓系细胞
CD123	7G3	细胞膜	?		母细胞性浆细胞样树突细胞肿瘤
CD138	5F7 1DC3	细胞膜/质	热修复（pH9.0）	扁桃体/淋巴结	浆细胞，部分上皮细胞也可表达
CXCL-13*	–	细胞质	热修复（pH9.0）	AITL	滤泡辅助 T 细胞，有助于 AITL 的诊断
Cyclin D1	SP4	细胞核	热修复（pH9.0）	乳腺癌	套细胞淋巴瘤、浆细胞瘤

续 表

抗体名称	克隆号	阳性信号部位	组织预处理	阳性对照	主要诊断价值
Factor-Ⅷ	F8/86	细胞质	热修复(pH6.0)	骨髓	巨核细胞，血管内皮细胞
Glycophorin A	JC159	细胞膜	热修复	骨髓	红细胞
Granzyme B	GZB01	细胞质	热修复	扁桃体/淋巴结	细胞毒性 T 细胞、NK 细胞
IgA*	—	细胞质	胰酶修复	扁桃体/淋巴结	IgA 重链
IgG*	—	细胞质	不修复	扁桃体/淋巴结	IgG 重链
IgM*	—	细胞质	胰酶修复	扁桃体/淋巴结	IgM 重链
Ig-Kappa*	—	细胞质	胰酶修复	扁桃体/淋巴结	浆细胞、部分 B 细胞
Ig-Lambda*	—	细胞质	胰酶修复	扁桃体/淋巴结	浆细胞、部分 B 细胞
Lysozyme*	—	细胞质	热修复	扁桃体/淋巴结	髓细胞/单核细胞
Langerin	12D6	细胞质	热修复(pH6.0)	皮肤	Langerhans 细胞及其他肿瘤
MPO	59A5	细胞质	热修复	扁桃体/淋巴结	髓细胞
MUM1	MUM1P	细胞核	热修复(pH9.0)	扁桃体/淋巴结	浆细胞瘤、生发中心后 B 细胞
PAX-5*	—	细胞核	热修复(pH9.0)	扁桃体/淋巴结	早期 B 细胞至成熟 B 细胞
Plasma cell	LIV3G11 VS38C	细胞质	热修复	淋巴结浆细胞瘤	浆细胞，黑色素瘤/腺癌
TdT	DT01	细胞核	热修复(pH9.0)	胸腺，LBL	淋巴母细胞，胸腺淋巴细胞
TIA-1	TIA-1	细胞质	热修复	扁桃体/淋巴结	细胞毒性 T 、NK 细胞
Tryptase	AA1	细胞质	热修复	皮肤	肥大细胞

* 为多克隆抗体

第四章 头 颈 部

第一节 鳞状上皮增生性病变

1. 鳞状细胞癌 (squamous cell carcinoma)

阳性：PanCK，AE1/AE3，CK5/6，p63，CK34βE

阴性：CAM5.2可与腺癌鉴别

简评：

CK：PanCK和AE1/AE3均为广谱细胞角蛋白。细胞角蛋白CK主要表达于各种上皮细胞及其来源的肿瘤，几乎所有的鳞状细胞癌都呈CK阳性，CK染色可以帮助监测微小转移性病灶，尤其是在治疗后的淋巴结。CK5/6，即高分子量角蛋白正常表达于鳞状上皮和导管上皮的基底细胞，不表达于腺上皮，可用于鳞状细胞癌和腺癌的鉴别诊断。

p63：p63属于p53家族成员，表达于复层鳞状细胞的基底细胞和前期细胞，定位于细胞核，正常表达于鳞状上皮，尿路上皮，肌上皮和前列腺基底细胞。腺上皮和神经内分泌细胞常阴性。鳞状细胞癌常呈p63阳性，尤其是低分化鳞状细胞癌。

CAM5.2：CAM5.2是一种细胞角蛋白，它与CK8，CK18和CK19反应，可作为上皮细胞的标志物，定位于细胞质。CAM5.2对各种腺上皮和腺癌均呈强阳性。腺上皮表达远强于鳞状上皮。CAM5.2被广泛用于鳞状上皮以外的上皮性肿瘤的标记，可用于鉴别鳞状细胞癌与腺癌。

2. 基底样鳞状细胞癌 (basaloid squamous cell carcinoma)

阳性：AE1/AE3，EMA，CEA，S-100，NSE，C-kit，p53，p63

阴性：CgA，Syn可与神经内分泌癌鉴别

简评：

AE1/AE3，EMA，CEA：大多数基底样鳞状细胞癌都呈AE1/AE3和EMA阳性，53%呈CEA阳性。

S-100，NSE：39%基底样鳞状细胞癌表达S-100蛋白，75%基底样鳞状细胞癌呈NSE弥漫弱阳性，而基底样鳞状细胞癌不表达CgA和Syn，可与神经内分泌癌鉴别。

C-kit, p53：一些基底样鳞状细胞癌也表达 C-kit，而大多数腺样囊性癌都表达 C-kit，所以对于鉴别诊断意义不大，但是 p53 对二者鉴别诊断有意义，基底样鳞状细胞癌常呈 p53 强阳性，而只有去分化腺样囊性癌才表达 p53。

p63：常用 p63 标记基底细胞和肌上皮细胞，特异性强，敏感性高，定位准确，在基底样鳞状细胞癌中呈强阳性表达。

3. 疣状癌和乳头状鳞状细胞癌（verrucous carcinoma and papillary squamous cell carcinoma）

阳性：PanCK，AE1/AE3，CK5/6，p63

阴性：CAM5.2 可与腺癌鉴别

简评：

AE1/AE3，EMA，CEA 大多数疣状癌和乳头状鳞状细胞癌都呈 panCK 和 AE1/AE3 阳性，CK5/6，即 HCK 正常表达于鳞状上皮的基底细胞，不表达于腺上皮，配合 CAM5.2，可用于疣状癌、乳头状鳞状细胞癌和腺癌的鉴别诊断。

p63：一些疣状癌和乳头状鳞状细胞癌也表达 p63。

4. 梭形细胞癌（spindle cell carcinoma）

阳性：CK，Keratin，SMA，MSA，Desmin

简评：

CK，keratin：应该用多个上皮标记和 CK 来标记。70%梭形细胞癌都呈 CK 阳性，常呈片块状阳性，36% 可呈 keratin 阴性。部分梭形细胞呈 vimentin 阳性。

SMA，MSA，Desmin：部分梭形细胞癌呈 SMA，MSA 和 Desmin 阳性，阳性率 1%~30%。

第二节　鼻腔和鼻窦病变

1. 嗅神经母细胞瘤（olfactory neuroblastoma）

阳性：Syn，NSE，CgA，CAM5.2

阴性：EMA，S-100，CD99，MSA，SMA，Desmin

简评：

Syn，NSE，CgA 嗅神经母细胞瘤常常表达神经内分泌标记 Syn 和 NSE，偶尔表达 CgA，30%表达上皮标记 CAM5.2。

EMA，S-100，CD99，SMA，MSA，Desmin　嗅神经母细胞瘤常不表

达 EMA，S-100 和 CD99，LCA，HMB45，以及肌源性标记 MSA，SMA 和 Desmin，肿瘤结节周围的神经鞘细胞则表达 S-100 和 GFAP。

2. 鼻腔鼻窦未分化癌（sinonasal undifferentiated carcinoma）

阳性：PanCK，CK8，CK7，CK19，EMA，NSE，P53，CD99，Syn，CgA

阴性：CEA，S100，CK4，CK5/6，CK10，CK14 可与未分化鼻咽癌鉴别

简评：

全 CK，CK8，CK7，CK19　鼻腔鼻窦未分化癌常常表达全 CK，CK8，CK7 和 CK19。少部分病例也可表达 Syn 和 CgA。50%鼻腔鼻窦未分化癌表达 EMA，NSE 或 p53。

CK4，CK5/6，CK14，CEA，S-100　鼻腔鼻窦未分化癌常不表达 CK4，CK5/6，CK14 和 CEA，S-100 蛋白很少阳性。

3. 恶性黑色素瘤（Maligant melanoma）

阳性：S-100，HMB45，MelanA，tyrosinase，vimentin

阴性：CAM5.2，EMA，CK 和肌肉标记

简评：

S-100，HMB45：鼻腔鼻窦未分化癌常表达 S-100 和 vimentin，不等量表达黑色素标记 HMB45 和 MelanA，偶可见 NSE，CD117，CD99，Syn，CD56 和 CD57 呈阳性。

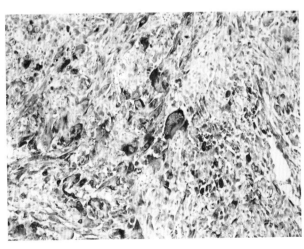

图 4-1　鼻恶性黑色素瘤　HMB45 阳性

4. 神经内分泌癌（小细胞神经内分泌癌）（neuroendocrine carcinoma- small cell neuroendocrine carcinoma）

阳性：CAM5.2，AE1/AE3，Syn，CgA，NSE，TTF1，CD99，CD56

阴性：CK20，S-100，NF

简评：

CAM5.2，AE1/AE3：几乎所有小细胞神经内分泌癌表达上皮标记 CAM5.2 和 AE1/AE3。

CgA，Syn，NSE：几乎所有小细胞神经内分泌癌表达神经内分泌标记 CgA，Syn 和 NSE。CgA 能识别嗜铬素的羧基末端，主要表达于内分泌囊泡，神经内分泌细胞及其来源的肿瘤中，是神经内分泌肿瘤鉴别最特异的标记。Syn 存在于神经元突触前囊泡膜上，肾上腺髓质细胞和神经内分泌细胞的胞质中，NSE 主要表达于神经元细胞，某些神经内分泌细胞及其肿瘤中，Syn 和 NSE 可作为神经内分泌肿瘤的辅助诊断。

TTF1，CD99：大约一半的小细胞神经内分泌癌表达 TTF1，至少 1 半表达 CD99。

5. 髓外浆细胞瘤（extramedullary plasmacytoma）

阳性：CD38，CD138，VS38，IgG，IgA，IgL，CD79a，Oct2，Bob1，EMA

阴性：IgD，IgE，IgM，CD20

简评：

IgG，IgA：大多数髓外浆细胞瘤表达免疫球蛋白 IgG 和 IgA，而罕见表达 IgD，IgE，和 IgM。

IgL：大多数髓外浆细胞瘤呈免疫球蛋白轻链限制性表达，即表达 κ 或 λ。

CD79a，CD20：大多数髓外浆细胞瘤表达 B 细胞标记 CD79a，而不表达 CD20。而 Oct2 和 Bob1 常为阳性。

CD38，CD138，VS38：CD38，CD138 和 VS38 是浆细胞瘤的特点，但不具特异性。

EMA，CK：EMA 一般阳性，偶尔 CK 呈点状阳性，容易误诊为癌。

6. 侵袭性或外生性垂体腺瘤（invasive/ectopic pituitary adenoma）

阳性：Syn，CgA，NSE，激素，CAM5.2，AE1/AE3

阴性：CK7，CK19，CK20，S-100

简评：

Syn，CgA，NSE：鼻腔鼻窦侵袭性或外生性垂体腺瘤表达 Syn，CgA 和 NSE。

激素：鼻腔鼻窦侵袭性/外生性垂体腺瘤可表达激素，如生长素，催乳素，TSH，ACTH，FSH 等，表达生长素，催乳素和 TSH 的鼻腔鼻窦侵袭性或外生性垂体腺瘤则选择性表达垂体转录因子 1。

CAM5.2，AE1/AE3：几乎所有鼻腔鼻窦侵袭性或外生性垂体腺瘤灶性或弥漫性表达上皮标记 CAM5.2，大约 1/2 的病例表达 AE1/AE3，但不表达 CK7，CK19 和 CK20，S-100 也常呈阴性。

7. 横纹肌肉瘤（rhabdomyosarcoma）

阳性：Desmin，MSA，Myogenin，MyoD1，CD99

阴性：CK，S-100

简评：

Desmin：是肌源性标记，在细胞质表达，80% 横纹肌肉瘤特异性表达 des，一些软组织非横纹肌源性肿瘤如纤维瘤，恶性横纹肌样瘤，PNET 等也表达 des。

Myogenin：Myogenin 是肌细胞生成调节家族成员，呈细胞核阳性，是横纹肌细胞及其肿瘤较特异的标记，对横纹肌肉瘤很敏感，但是，在腺泡状横纹肌肉瘤中表达比胚胎性横纹肌肉瘤强，与 Desmin 一样，Myogenin 在一些软组织肿瘤如硬纤维瘤，婴儿纤维瘤病，婴儿纤维肉瘤，滑膜肉瘤等。

MyoD1：MyoD1 是 MyoD1 基因编码的磷酸化蛋白，只在胚胎性横纹肌细胞中表达，正常成人横纹肌细胞不表达，是横纹肌肿瘤一种非常特异的标记，呈核阳性。

CD99：16% 横纹肌肉瘤呈 CD99 阳性。

8. 尤文肉瘤或原始神经外胚叶肿瘤（Ewing sarcoma and peripheral neuroectodermal tumor，EWS/PNET）

阳性：PAS，vimentin，CD99，Syn，CgA，NSE，FLI-1，Leu7，Nestin，Pgp9.5，NB-84，CAM5.2，AE1/AE3

简评：

PAS：EWS/PNET 肿瘤细胞含有糖原，呈 PAS 阳性。

vimentin, CD99：EWS/PNET 肿瘤细胞呈 vimentin 和 CD99 阳性。CD99 是一种 32kD 的跨膜糖蛋白，在人胸腺细胞，大多数淋巴母细胞，某些红细胞和 Ewing 肉瘤以及原始神经外胚层肿瘤及小圆细胞肿瘤中表达。

Syn, CgA, NSE：部分 EWS/PNET 肿瘤细胞表达神经内分泌标记 Syn, CgA 和 NSE。

nestin, Pgp9.5：nestin 即巢蛋白是一种新的中间丝蛋白，在神经干细胞中极为丰富，并广泛应用于各种干细胞的研究，nestin 呈细胞质阳性，在 PNET 常常表达。Pgp9.5 在正常神经元中高表达，也表达于黑色素细胞和一些神经内分泌细胞，在神经内分泌肿瘤中如 PNET 中常常表达，呈细胞质阳性。

CAM5.2, AE1/AE3：约 20% 的 EWS/PNET 肿瘤细胞表达上皮标记 CAM5.2 和 AE1/AE3。

FLI-1：EWS/PNET 有两个特殊的染色体转位形成融合基因，最常见的染色体转位是 t（11，22）（q24，q12），形成融合基因 EWS-FLI-1，见于 85%~90% 的 ES/PNET。最常见的染色体转位是 t（21，22）（q22，q12），形成融合基因 EWS-ERG，见于 20% 的 EWS/PNET。免疫组化检测 FLI-1 对 EWS/PNET 敏感而特异。

9. 鼻腔鼻窦型血管周细胞瘤（sinonasal type hemangiopericytoma）

阳性：F8, vimentin, SMA, MSA, CD34, S-100, bcl-2, Laminin

阴性：CD99 和 CD117 可与孤立性纤维瘤鉴别

简评：

vimentin, SMA, MSA：鼻腔鼻窦型血管周细胞瘤 98% 表达 vimentin, 92% 表达 SMA 和 MSA，以上标记常呈弥漫阳性。

F8, CD34：78% 鼻腔鼻窦型血管周细胞瘤表达 F8，8% 表达 CD34，CD34 和 bcl-2 表达较弱。

10. 肠型腺癌（intestinal-type adenocarcinoma）

阳性：PanCK, CDX2, MUC2, CK20, EMA, CAM5.2

部分阳性：CEA, CgA, CK7（可与转移性结肠腺癌鉴别）

简评：

CDX2：CDX2 是一种核转录因子，与肠上皮分化有关，弥漫表达于肠腺癌，在肠型腺癌中总是呈阳性表达，CEA 的表达情况存在争议。

CgA：肠型腺癌中常常会存在一些散在或成群分布的 CgA 阳性的神经内分泌细胞，这些细胞可能会不同程度表达激素肽。

CAM5.2：CAM5.2 对各种腺上皮和腺癌均呈强阳性，是腺上皮肿瘤最常用的标志物。

第三节　鼻咽病变

1. 鼻咽癌（nasopharyngeal carcinoma）

阳性：Pan-CK，CK5/6，CK8，CK13，CK19，p53，EBV

阴性：CK7，CK4，CK10，CK14，HER-2，LCA，HMB45，Syn，myogenin 可与小圆细胞肿瘤鉴别

简评：

CK：CK 是上皮肿瘤的标志。鼻咽癌中，不论是鳞状细胞癌，还是非角化癌均表达 Pan-CK 如 AE1/AE3 呈强阳性，这与肺或甲状腺等其他部位的未分化癌常对以上抗体只有局部阳性表达形成对比，强阳性表达高分子 CK，如 CK5/6，34βE12，CK8，CK13 和 CK19，但不表达或弱表达，或小灶性表达低分子 CK 如 CAM5.2，不表达 CK7，CK4，CK10 和 CK14。偶尔局灶性表达 EMA。

p53：大多数鼻咽癌表达 p53，偶尔也表达 C-kit。部分病例中肿瘤细胞核对 p63 表达强阳性。

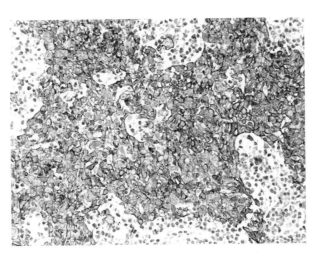

图 4-2　鼻咽未分化癌　CK 阳性

EBV：100%鼻咽癌呈 EBV 阳性，通常免疫染色只有在 30%~40% 的病例中检测出 LMP-1，检测 EBV 最可靠的途径是 EBER 原位杂交检测，几乎 100%的肿瘤细胞核呈 EBER 阳性。

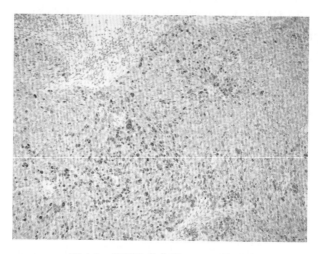

图 4-3　鼻咽未分化癌　EBER 阳性

2. 鼻咽血管纤维瘤（nasopharyngeal angiofibroma）

阳性：CD34，vimentin，SMA，β-catenin，AR，PR，ER

阴性：CK，S-100

简评：

CD34：鼻咽血管纤维瘤有两种成分，血管和纤维间质，血管内皮细胞呈 CD34，F8，CD31 阳性，但间质细胞呈阴性，间质细胞对 S-100 呈阴性，但对血小板源性生长因子 B 和胰岛素样生长因子 II 型呈强阳性。

vimentin：鼻咽血管纤维瘤中的间质细胞呈 vimentin 阳性，但血管内皮细胞呈阴性。

SMA，β-catenin：鼻咽血管纤维瘤中的间质细胞往往呈 SMA，β-catenin 灶性阳性，但血管内皮细胞呈阴性。

AR，PR，ER：几组鼻咽血管纤维瘤的研究显示，40%~75%表达 AR，1%~2%表达 PR，100%表达 ER-β，但 ER 呈阴性。

第四节　口腔及口咽病变

1. 颗粒细胞瘤（granular cell tumor）

阳性：S-100，NSE，α-ACT，CD68，vimentin，INH，Pgp9.5，calretinin，CD57

阴性：keratin，Mac387，SMA，MSA，Desmin

简评：S-100，NSE：颗粒细胞瘤是来源于 Schwann 细胞的肿瘤，呈 S-100 强阳性，NSE，Pgp9.5 和 calretinin 阳性，也表达组织细胞标记 α-ACT 和 CD68，但不表达 Mac387；同时也表达 vimentin 和 INH，偶尔呈 CD57 阳性。颗粒细胞瘤不表达上皮标记 Keratin，肌源性标记 SMA，MSA 和 Desmin 等。

第五节　喉咽病变

1. 神经内分泌癌谱（neuroendocrine carcinoma spectrum）

（典型类癌，非典型类癌，小细胞神经内分泌癌）

阳性：CgA，Syn，NSE，CEA，EMA，CK

阴性：HMB45，LCA，TTF1 可与转移性肺小细胞肺癌和甲状腺髓样癌鉴别

简评：

CgA，Syn，NSE：喉咽部神经内分泌癌包括典型类癌，非典型类癌，小细胞神经内分泌癌，均表达神经内分泌标记 CgA，Syn 和 NSE。非典型类癌和小细胞神经内分泌癌还表达其他一些神经内分泌标记，但不常用。

CEA，EMA，CK：喉咽部神经内分泌癌呈 CEA，CK 和 EMA 阳性。副节瘤常呈 S100 阳性而 CK 阴性可以帮助鉴别。

第六节　涎腺病变

1. 多形性腺瘤（pleomorphic adenoma）

阳性：CK，S-100，GFAP，bcl-2，SMA，p63

阴性：CgA，Syn，NSE

简评：

CK：多形性腺瘤的管-腺样结构的内层导管细胞呈 CK3、6、10、11、13 和 16 阳性。

S100，GFAP，SMA，p63：多形性腺瘤中肿瘤性肌上皮细胞对 CK13、16 和 14 呈不规则阳性，呈 SMA 和 p63 阳性，这些细胞同时表达 vimentin 和 PanCK。肌上皮细胞的免疫表型较复杂，发生于唾液腺的肌上皮肿瘤可用 S-100 和 GFAP。p63 是一种新的肌上皮标记，定位于细胞核，在各种组织的肌上皮均有良好的表达，目前应用较广泛。

2. 多形性低度恶性腺癌（pleomorphous low-grade adenocarcinoma）

阳性：CK，vimentin，S-100，CEA，EMA

阴性：GFAP，可与多形性腺瘤鉴别

简评：S-100，EMA：多形性低度恶性腺癌常表达 S-100，CK 和 vimentin，12%呈 EMA 阳性，但在腺样囊性癌中肿瘤细胞常是阴性，有助于鉴别诊断。

3. 腺样囊性癌（adenoid cystic carcinoma）

阳性：AE1/AE3，CK1，5，7，8，10，14，18，19，CK5/6，p63，34βE12，SMA，C-kit

简评：

增殖活性：Ki-67 表达的高低可作为与多形性低度恶性腺癌鉴别的指标之一。

上皮标记：腺样囊性癌的肿瘤细胞包括上皮细胞和肌上皮细胞，上皮细胞常表达 CK 系列，如 AE1/AE3，CK1、5、7、8、10、14、18 和 19。

肌上皮标记：腺样囊性癌的肿瘤细胞包括上皮细胞和肌上皮细胞，肌上皮细胞常表达肌上皮标记如 CK5/6，p63 和 SMA。

C-kit：C-kit 是一种跨膜酪氨酸激酶受体，主要定位于细胞质，以前认为腺样囊性癌表达 C-kit 具有特异性，现在发现唾液腺的其他肿瘤如多形性低度恶性腺癌和基底细胞腺癌也表达 C-kit，所以在鉴别诊断方面意义不大。

4. 肌上皮瘤（myoepithelioma）

阳性：AE1/AE3，CK7，CK14，S-100，p63，calponin，SMA，vimentin

简评：

鉴别：CK 阳性可与平滑肌瘤鉴别。

AE1/AE3，CK14：肌上皮瘤 100% 表达 AE1/AE3，53%表达 CK7 和 CK14。

SMA，calponin：肌上皮瘤 100%表达 Calponin，50%表达 SMA，梭形细胞表达 SMA，MSA 和 S-100 蛋白，但肌上皮瘤 CK 阳性可与平滑肌瘤和神经鞘瘤鉴别。

5. 上皮肌上皮癌（epithelial/myoepithelial carcinoma）

阳性：keratin，S-100，p63，Calponin，HHF35，SMA

阴性：CK 可与平滑肌瘤，神经鞘瘤鉴别

简评：

keratin：导管上皮表达上皮标记 keratin。

SMA，p63，Calponin：胞质透明细胞表达肌上皮标记 Calponin，SMA，HHF35 和 p63。

6. 透明细胞癌（clear cell carcinoma）

阳性：CK903，EMA，CEA

阴性：S-100，SMA，p63 可与透明上皮肌上皮癌鉴别

vimentin，RCC　可与转移性肾细胞癌鉴别

简评：

CK903：透明细胞癌表达高分子上皮标记 CK903，不表达 RCC 和 vimentin，可帮助排除肾透明细胞癌。

S100，SMA，p63：透明细胞癌不表达肌上皮标记 S-100，SMA，p63 等，可帮助排除上皮肌上皮癌。

7. 唾液腺导管癌（salivary duct carcinoma）

阳性：CK，EMA，CEA，AE1/AE3，GCDFP，AR，HER2

阴性：S-100，p63，ER，PR 可与乳腺癌鉴别

简评：

CK：唾液腺导管癌对低、高分子 CK，CEA 和 LeuM1 和 EMA 表达。

AR：唾液腺导管癌表达 AR，部分还表达 PSA，增加了与转移性前列腺癌的鉴别的难度。

CK14，p63：围绕在肿瘤细胞周围的导管表达 CK14 和 p63 等，可帮助证实肿瘤位于导管内。

第七节 耳颞病变

1. 中耳腺瘤（middle ear adenoma）

阳性：AE1/AE3，CK20，CK7，CAM5.2，CgA，Syn

简评：上皮与神经内分泌标记：中耳腺瘤除表达角蛋白外，还表达神经内分泌标记如 CgA 和 Syn 等。

2. 内淋巴管囊瘤（endolymphatic sac tumor）

阳性：AE1/AE3，CAM5.2，vimentin，NSE，S-100，GFAP

阴性：thyroglobulin，thansthyreti 可与转移性甲状腺癌，脉络丛乳头状癌鉴别

3. 异位脑膜瘤（ectopic meningioma）

阳性：EMA，vimentin，S-100

阴性：CK，CgA，Syn，NSE

简评：S-100，脑膜瘤梭形细胞表达 S-100 蛋白，可帮助确定神经源性。

第八节 副节瘤

副节瘤和恶性副节瘤（paragangliomas and malignant paragangliomas）

阳性：CgA，Syn，NSE，Leu7，S-100，GFAP

阴性：CK，EMA

简评：

CgA，Syn，NSE，Leu7：副节瘤的主细胞表达神经内分泌标记 CgA，Syn，NSE 和 Leu7，而不表达上皮标记如 CK，可与脑膜瘤鉴别。

S-100：副节瘤肿瘤组织中的支持细胞表达 S-100 和 GFAP，S-100 阳性细胞数目越多越倾向恶性副节瘤，可与类癌鉴别。

第九节 转移性肿瘤

1. 转移性前列腺癌（metastatic prostatic adenocarcinoma）

阳性：PSAP，PSA，AR

简评：

PSAP，PSA：PSAP 是前列腺上皮合成的一种酶，PSA 是前列腺上皮合成的一种糖蛋白，二者在正常前列腺上皮，前列腺增生组织和前列腺癌中均有表达，主要作为前列腺癌和转移性前列腺癌的诊断。

AR：AR 是雄激素受体，大多数前列腺癌中均有表达。

2. 转移性肾细胞癌（metastatic renal cell carcinoma）

阳性：RCC，ABC，vimentin

简评：

RCC：RCC 是一种分子量约 200KD 的糖蛋白，在正常肾组织近曲小管上皮细胞，Bowman 囊腔缘表达，也在乳腺导管及腺泡腔缘，附睾管上皮，甲状旁腺细胞胞质中表达。93% 原发和 84% 的转移性肾细胞癌中 RCC 呈阳性表达。RCC 主要用于肾细胞癌的标记，但是敏感性较差。

ABC：ABC 即 Alpha B 晶体蛋白，定位于细胞质，主要表达于肌肉包括骨骼肌，心肌和平滑肌，肾小管上皮，施万细胞，神经胶质细胞等组织中，ABC 也表达于中间丝构成的小体中，如 Lewy，Rosenthal 和 Mallory 小体中，ABC 抗体在鉴定老年性痴呆中的 Lewy 小体时有一定的意义。ABC 也表达于一些癌中，尤其肾细胞癌中表达较高，我们发现 ABC 是肾细胞癌的理想标志物，也可作为神经鞘瘤的标志物。

3. 头颈部转移性肺癌（metastatic lung carcinoma）

阳性：CK7，CK20，TTF1，SP-A

简评：

TTF-1：TTF-1 是分子量为 38~40kD 的核蛋白，在成人主要分布于甲状腺滤泡上皮和呼吸道上皮，主要在甲状腺癌和肺癌中高表达，用于肺小细胞癌，肺腺癌以及转移性肺腺癌的鉴别诊断，用于判断癌的来源。

SP-A：SP-A 是由肺 II 型上皮细胞合成并分泌到肺泡中的一种脂蛋白复合物，主要用于多种类型肺腺癌的诊断。

第十节　预后因子

预后标记：EGFR，p53，形态学，淋巴结情况

新标记：p63，p16^{ink}，p53，Ki-67

简评：

EGFR：EGFR 是越来越重要的生物学标记，抗 EGFR 药物已用于治疗肺癌，头颈部癌和转移性结肠癌。最近观察发现，部分肺癌中出现 EGFR 突变者对治疗反应好。头颈部鳞状细胞癌高表达 EGFR，但目前尚不知这一肿瘤是否可以用抗 EGFR 治疗。

p53：50%~60% 的头颈部鳞状细胞癌出现 p53 高表达或突变，但观察发现部分 p53 高表达与预后差有关，部分无关，此方面尚无定论。结合 p53 与 Ki-67 可以帮助判断上皮是否呈非典型增生以及非典型增生的程度。

形态学，淋巴结情况：有一些其他新的标记可能对判断头颈部鳞状细胞癌的预后有用，如一些癌基因，抑癌基因，细胞因子等，但是目前尚无确切定论。判断的标准仍以传统的形态学指征为准，包括 TNM 分期，肿瘤边界，神经浸润，包膜外浸润和淋巴结转移情况。淋巴结的情况观察对头颈部肿瘤非常有用。

新标记：p63，$p16^{ink}$，p53，Ki-67，综合引用新标记 $p16^{ink}$，p53 和 Ki-67 可以帮助区分非典型增生，正常和反应性鳞状上皮。p63 虽然非常有用，但缺乏特异性，在正常和肿瘤性鳞状上皮以及肌上皮中都表达。

（朱明华　陈　颖　何妙侠）

第五章 内分泌系统

第一节 垂体肿瘤

1. 垂体腺瘤（pituitary adenoma）

阳性：GH，α-SU，PRL，TSH，LH，FSH，ACTH，Ki-67，CgA，Syn

阴性：S-100，GFAP

简评：

典型的腺瘤 GH，α-SU，PRL，TSH，LH，FSH，ACTH 阳性，Ki-67 系数<3%

疏颗粒生长激素肿瘤　GH 和 α-SU 弱阳性，pit-1 和 PRL 阳性；

密颗粒生长激素肿瘤　GH 强阳性，α-SU 阳性细胞数量超过 50%，pit-1，PRL，TSH，LH，FSH 阳性；

疏颗粒泌乳素腺瘤　PRL 核周胞浆阳性，α-SU 少数细胞阳性，pit-1，ER 局灶阳性；

密颗粒泌乳素腺瘤　PRL 弥漫阳性，pit-1 阳性；

促甲状腺激素腺瘤　TSH，α-SU，GH，PRL（+），β-TSH，α-SU（+）

促肾上腺皮质激素腺瘤　ACTH，LH，α-SU，β-end，β-LPH，neuron D1，pit-1 阳性

促性腺激素腺瘤　FSH，LH，α-SU，ACTH，β-FSH，β-LH，SF-1 阳性

零细胞腺瘤　FSH，LH，α-SU，TSH 阳性

激素阴性，β-FSH，α-SU，SF-1（+）

多激素腺瘤　TSH，FSH 和 GH，TSH 和 PRL，α-SU，β- LH，LH，PRL 阳性；

促催乳生长激素细胞腺瘤　GH 和 PRL（同时+），pit-1（+），ER（局灶+）

生长激素与泌乳素混合腺瘤　GH 和 PRL 分别在不同的细胞阳性

沉默性促肾上腺皮质激素腺瘤（1 型）　ACTH，β-end 阳性

沉默性促肾上腺皮质激素腺瘤（2 型）　ACTH 局灶阳性，β-end

阳性

沉默性腺瘤（3 型）GH，PRL，α-SU 阳性

嗜酸细胞腺瘤　免疫组化与零细胞腺瘤相似，激素往往呈阴性。

注：ACTH，促肾上腺皮质激素；a-su，a-亚单位；β-end，β 内啡肽；β-FSH，卵泡刺激素；β-LH，β-黄体生成素；β-LPH，β-亲脂激素；β-TSH，β-促甲状腺素；ER，雌激素受体；GH，生长激素；pit-1，垂体-1 转录因子。

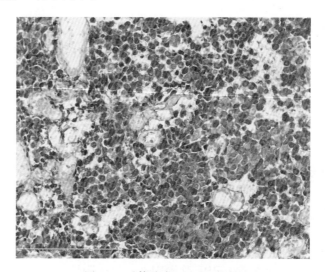

图 5-1　垂体腺瘤　ACTH 阳性

图 5-2　垂体腺瘤　GH 阳性

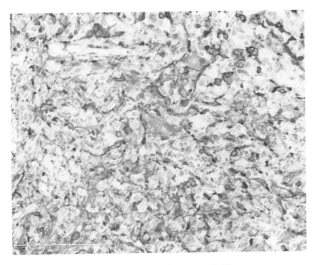

图 5-3　垂体腺瘤　PRL 阳性

2. 非典型腺瘤（atypical pituitary adenomas）

阳性：Ki-67 index >3%，p53 细胞核阳性，并呈高表达），激素表达同常规腺瘤

阴性：GFAP

3. 垂体腺癌（pituitary adenocarcinoma）

阳性：Syn，CgA，PRL，ACTH，p53，Ki-67，腺垂体肿瘤可呈 Keratin，EMA 阳性

阴性：S-100，CEA，vimentin，NF，GFAP，LCA，Igκ/λ

4. 神经节细胞瘤（ganglioneuroma）

阳性：Syn，CgA，NF，S-100，GFAP（可以+），GnRH，GHRH，SS（生长抑素），TRH，CRH，VIP（可以+）

阴性：EMA，CK

5. 脊索瘤（chordoma）

阳性：keratin（特别是 CK19），EMA，S-100，vimentin

阴性：SMA，CgA，GFAP，NF

6. 脑膜瘤（meningioma）

阳性：vimentin，EMA，CK，CEA，S-100，PR（可以+）

阴性：NF，GFAP

7. 颗粒细胞瘤（granular cell tumor）

阳性：CD68，NSE，GFAP 偶尔（＋）

阴性：S-100

第二节　甲状腺和甲状旁腺肿瘤

一、甲状腺肿瘤

1. 乳头状癌（papillary carcinoma）

主要诊断标准：

（1）核呈卵圆形而不是圆形

（2）核拥挤重叠

（3）淡染或透亮的染色质（毛玻璃样核）；或明显的核沟

（4）沙砾体

次要诊断标准：

（1）流产型乳头

（2）明显伸长或不规则的滤泡

（3）深染的胶质

（4）核内假包涵体

（5）滤泡腔内多核组织细胞

阳性：CK19，Tg，TTF-1，RET，HBME-1，galectin-3

阴性：Syn，CgA，PTH，CEA

伴转移的肿瘤 p27 阴性，cyclin D1 阳性

不伴转移的肿瘤 p27 阳性，cyclin D1 阴性

简评：

CK19：CK19 作为角蛋白，在甲状腺乳头状癌时有助于与甲状腺良性乳头增生的鉴别。甲状腺乳头状癌可以强烈而弥漫地表达 CK19，而在正常的甲状腺组织、滤泡性腺瘤、结节性甲状腺肿和乳头状增生中仅部分表达或灶状表达 CK19，且多为弱阳性。由于 CK19 在甲状腺良性病变中也会出现灶性弱阳性表达，因此，CK19 弱阳性表达不具特异性，而 CK19 弥漫强阳性有助于甲状腺乳头状癌的诊断。

TG：甲状腺球蛋白，在区分甲状腺滤泡来源肿瘤及其他转移性肿瘤，或者区别头颈部原发乳头状肿瘤和甲状腺乳头状癌转移到头颈部时具有鉴别意义。

TTF-1：甲状腺转录因子 1，在甲状腺肿瘤的表达为核阳性，免疫组化的报道中，在乳头状癌中为 96%，滤泡癌中 100%，髓样癌中为 90%的强阳性表达。

galectin-3：是 beta 半乳糖结合蛋白家族中的一员，研究表述其在甲状腺肿瘤中明显高表达，为细胞质阳性。可有效地区别良、恶性甲状腺病变，可作为甲状腺癌的诊断标志，在鉴别诊断中也具有良好的应用价值。

HBME-1（MC）：研究发现 HBME-1 在 PTC 中的阳性表达率显著高于甲状腺良性病变，并可能与其特征性的细胞核改变（如毛玻璃样核等）相关。综合 galectin-3 和 HBME 两者同时染色，敏感性可达到 99%，不过特异性为 88%。

calcitonin：降钙素，在大约 95%的髓样癌中表达阳性，大多为胞质弥漫阳性。

p27：p27 基因是细胞周期相关基因，参与细胞 G1 期进入 S 期的负性调控，可防止细胞过度增殖和恶变。p27 蛋白的表达下降与许多肿瘤进展和不良的预后密切相关。有研究结果显示，甲状腺良性病变组 p27 蛋白表达明显高于甲状腺癌组，提示 p27 蛋白的表达水平降低与甲状腺肿瘤的恶性转化有关。

2. 滤泡癌（follicular adenocarcinoma）
阳性：低分子量 CK，Tg，TTF-1，galectin-3，HBME-1，CD15
阴性：CD56，CgA，calcitonin，PTH，CEA

3. 甲状腺髓样癌（Medullary thyroid carcinoma）
阳性：calcitonin，CEA，Syn，CgA and B，TTF-1
阴性：TGB，Ki-67 指数低

4. 未分化癌（undifferentiated carcinoma）
阳性：CK，Tp53，cyclinD1，Ki-67 指数>30%
阴性：EMA，CEA，TTF-1，bcl-2
简评：
与横纹肌肉瘤鉴别：desmin，myogenin，MyoD1
与平滑肌瘤鉴别：SMA，desmin
与血管肉瘤鉴别：Ⅷ因子，CD31，CD34
与黑色素瘤鉴别：S-100，HMB45，MelanA
与大细胞淋巴瘤鉴别：CD45

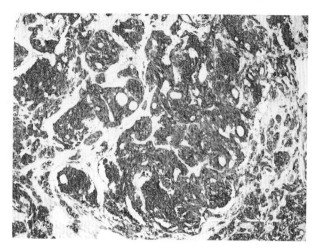

图 5-4 甲状腺髓样癌 Calcitonin 阳性

5. 鳞状细胞癌（squamous cell carcinoma）
阳性：CK19，EMA，Ki-67 高增殖指数
阴性：CK1，CK4，CK10/13，CK20

6. 黏液表皮样癌（mucoepidermoid carcinoma）
阳性：低或高 CK，多克隆 CEA，Tg，TTF-1，P-Cadherin
阴性：calcitonin
伴嗜酸细胞增多的硬化型黏液表皮样癌
CK，TTF-1，CEA 阳性
calcitonin，Tg 阴性

7. 黏液癌（mucoid carcinoma）
阳性：Tg，TTF-1，低分子 CK，MVC2
阴性：calcitonin，CGRP

8. 滤泡性腺瘤
阳性：CK，Tg，TTF-1
阴性：CK19，CT，全部神经内分泌标记

9. 透明变梁状肿瘤

阳性：Tg，TTF-1，MIB-1，galectin

阴性：CT

二、甲状旁腺肿瘤

1. 甲状旁腺癌（parathyroid carcinoma）

阳性：PTH，p27，cyclinD1，Ki-67 指数高

阴性：TG，TTF-1

2. 甲状旁腺腺瘤（parathyroid adenoma）

阳性：PTH，CgA，Ki-67 指数低

阴性：TTF-1

简评：无论腺瘤或癌中，甲状旁腺主细胞免疫标记 CK8，18，19，相对来说 PTH 和 CgA 在正常甲状旁腺中表达比在腺瘤中表达强，均为胞质阳性。

与其他内分泌肿瘤一样，尚无可以作为甲状旁腺良恶性肿瘤鉴别诊断的抗体，研究表明 cyclinD1 表达在癌中最高 91%，甲状旁腺增生 61%，腺瘤 39%；而 p27 阳性在腺瘤中 56%，在癌中 13%～15%。Ki-67 对于甲状旁腺良恶性肿瘤鉴别诊断有一定帮助。Lloyd 认为如果 Ki-67 指数高于 5% 应对患者密切随访，因肿瘤恶性行为和复发的危险性增加。

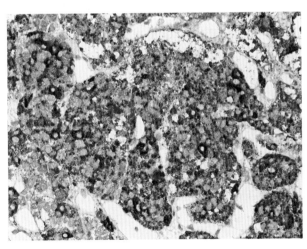

图 5-5　甲状旁腺腺瘤　PTH 阳性

第三节　肾上腺肿瘤

1. 肾上腺皮质癌（adrenocortical carcinoma）

阳性：Ad4Bp/SF-1，α-inhibin，A103（melan-A），Syn，D11，Ki-67index 5%~20%

阴性：CgA，EMA，CEA

简评：Ad4Bp/SF-1：肾上腺结合蛋白4，也叫类固醇因子1，是调节类固醇生成性细胞色素 P450 基因表达的转录子，可表达于 100% 的肾上腺皮质癌，而肾细胞癌、肝细胞癌等呈阴性。

2. 肾上腺皮质腺瘤（adrenocortical adenoma）

阳性：Ad4Bp/SF-1，α-inhibin，A103（melan-A），Syn，D11

阴性：CgA，EMA，CEA，

简评：

对于皮质癌和腺瘤的区别主要还是以生物学行为为主，有研究显示 C17 或 C17α-羟化酶或有帮助，Ki-67 一般<5%。

肾上腺皮质肿瘤和上皮性转移癌不好区分，在肾上腺皮质肿瘤 vimentin 强阳性，keratin 弱阳性，Syn，NSE，NF 阳性；同时 melan-A，inhibin，calretinin 阳性证明肾上腺来源。

肾上腺上皮性转移癌：keratin（强阳性），CEA，EMA，CD15 阳性。

3. 肾上腺嗜铬细胞瘤（adrenal pheochromocytoma）

阳性：CgA，TH（酪氨酸羟化酶），Syn，S-100，NSE，CD15

阴性：EMA

简评：良性肾上腺嗜铬细胞瘤与恶性嗜铬细胞瘤的区分也较困难，但有研究显示在良性 tenascin 弱阳性，而恶性嗜铬细胞瘤 tenascin 强阳性；同时 Ki-67 指数>3% 时提示恶性。

4. 混合性嗜铬细胞瘤或副神经节瘤

阳性：NF，PGP9.5，S-100，CgA，Syn，TH，PNMT，CD56

阴性：CK

第四节　内分泌胰腺肿瘤

1. 胰岛素瘤（insulinoma）

阳性：insulin，proinsulin 阳性可混有 glucagon，somatostain，PP 阳性细胞 MIB-1，CD31，somatostatin 对分类有用

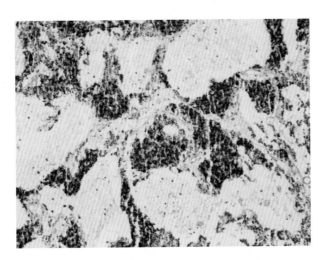

图 5-6　胰腺神经内分泌瘤　Gastrin 阳性

2. 胃泌素瘤（gastrinoma）

阳性：gastrin，CgA

3. 高血糖素瘤（glucagonoma）

阳性：glucagon，glicentin，glucagon1，PP

4. 生长抑素瘤（somatostatinoma）

阳性：Syn，somatostain

部分细胞 ACTH，CT，insulin，glucagon，grimelus 阳性

5. 血管活性肠肽瘤（VIPoma）

阳性：VIP（87%），PP（53%）PHM（57%），GH（50%），hCG（48%）

6. 分泌 5-羟色胺的肿瘤

阳性：5-HT

7. 促肾上腺皮质激素和其他异位激素的肿瘤

阳性：ACTH，GHRH，GH，CRH，PTH，PTHrP，CT

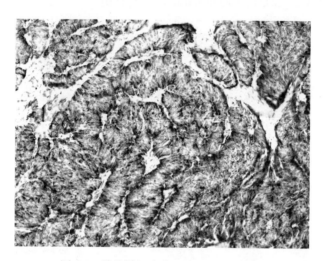

图 5-7　胰腺神经内分泌瘤　ACTH 阳性

8. 无功能性肿瘤和微腺瘤

阳性：Syn，CgA，CD56，CD57，5-HT

常表达一种以上的肽类激素 PP，SS，insulin，glucagon，VIP，gastrin，ACTH

9. 混合性外分泌-内分泌癌

（1）混合性导管-内分泌癌

肿瘤性导管细胞 CK7，CK19，CEA，CA199 阳性

内分泌细胞 Syn，CgA，SS，gastrin 阳性

（2）混合性腺泡-神经内分泌癌

腺泡分化细胞 trypsin，chymotrypsin，lipase，CgA 阳性

少数病例 glucagon，SS，gastrin，PP 阳性

10. 低分化神经内分泌癌

阳性：CK，Syn，PGP9.5，TP53，Ki-67 index >10%

胞质丰富的肿瘤 CgA，肽类激素阳性

简评：

与霍奇金淋巴瘤鉴别 CK 阴性，LCA 阳性

与 PNET 鉴别：CD99 阳性

与高分化神经内分泌癌鉴别：低分化神经内分泌癌 Ki-67 index > 10%，TP53 弥漫细胞核阳性

广谱的 CK 表达于正常胰腺神经内分泌细胞和近 90% 的胰腺神经内分泌肿瘤，而 NSE 和 Syn 也近表达于所有正常胰腺神经内分泌细胞及肿瘤。胰岛内各个特殊类型细胞形成的胰腺内分泌肿瘤均特征性的表达相应的内分泌抗体，如 insulin（胰岛素）、glucagon（胰高血糖素）、PP（胰多肽）、somatostatin（生长抑素）gastrin（胃泌素），VIP（血管活性肠肽），Serotonin（5-羟色胺）、α 链糖蛋白等。

（梁智勇）

第六章 肺及胸膜

第一节 恶性上皮性肿瘤

1. 肺鳞状细胞癌

阳性：高分子量角蛋白（HMWK；34βE12），低分子量角蛋白（35βH11），CK5/6，p63，CEA，EMA，S-100 蛋白，人乳头状病毒（HPV）

阴性：TTF-1，CK7 可与腺癌鉴别

简评：

34βE12：高分子量角蛋白，阳性部位细胞质。可识别细胞角蛋白1、5、10、14，表达于以下组织：正常鳞状上皮、导管上皮和其他复层上皮、鳞状细胞癌（包括肺基底细胞样变异型鳞状细胞癌及肺的基底细胞癌），乳腺、胰腺、胆管和涎腺的导管癌，膀胱的移行细胞癌，鼻咽癌，胸腺瘤和上皮样间皮瘤。

CK5/6：阳性部位细胞质。在正常组织中，鳞状上皮和导管上皮的基底细胞以及部分鳞状上皮生发层细胞、肌上皮和间皮细胞阳性，腺上皮细胞阴性。以下肿瘤呈阳性表达：鳞癌、大细胞癌、移行细胞癌、间皮瘤。大多数腺癌阴性。因此可用于鳞癌和腺癌、间皮瘤和腺癌的鉴别诊断。

CEA：阳性部位细胞膜或细胞质。是表达于胎儿上皮细胞的一种糖蛋白。存在于某些恶性肿瘤组织，尤其是内胚层来源的肿瘤中，大多数胃肠道（包括胰腺）恶性肿瘤和肺腺癌均有表达。

EMA：阳性部位细胞膜。此抗体可用于标记上皮及上皮源性肿瘤。包括大多数腺癌、间皮瘤、滑膜肉瘤和上皮样肉瘤。

p63：阳性部位细胞核。通常表达于良性及恶性鳞状上皮病变、呼吸道上皮的储备细胞和一些远端气道上皮细胞。在鳞癌时通常阳性率在96%以上。很少在腺癌时表达，但也可见于腺癌。在神经内分泌癌时 p63 表达有预后意义，即高度恶性神经内分泌癌比低度恶性神经内分泌癌更易表达 p63。

鉴别诊断：

转移性胸腺原发的鳞状细胞癌，CD5 阳性。

2. 小细胞癌

阳性：广谱 CK，TTF-1，CgA，Syn，CD56，histamine decarboxylase，CD117

阴性：CD45，CD99，p63

简评：

Syn：阳性部位细胞质。是神经性和上皮性神经内分泌肿瘤的特异性标记，用于标记神经内分泌肿瘤，小细胞癌时阳性大于 90%。

CgA：阳性部位细胞质。是位于神经分泌颗粒内的酸性糖蛋白家族。几乎所有的神经内分泌肿瘤中均可检测到嗜铬素。主要用于标记神经内分泌细胞及其来源的肿瘤。对小细胞癌进行抗原修复可提高检测的敏感性。

TTF-1：阳性部位细胞核。TTF-1 表达于甲状腺腺上皮和肺的上皮细胞中。大多数肺的小细胞癌、腺癌；少部分大细胞癌、鳞癌；大多数非典型神经内分泌肿瘤显示 TTF-1 阳性，而大多数典型类癌 TTF-1 阴性。因此 TTF-1 可用于鉴别肺腺癌和鳞癌，并有助于与肺转移性腺癌鉴别。有时 TTF-1 可见肿瘤细胞胞质阳性，可见几种肿瘤中，但无特异性。

CD56：是一组相关的细胞表面糖蛋白。主要表达于神经元、星形细胞、施万细胞、NK 细胞和小部分活化的 T 淋巴细胞。主要用于确定神经外胚层来源的肿瘤及肺小细胞癌。

以上三种之一的神经内分泌标志物阳性率大于 90%。

广谱 CK：在小细胞癌时呈点彩状阳性。

鉴别诊断：

小细胞鳞状细胞癌：神经内分泌标记阴性，p63 阳性。

淋巴瘤：神经内分泌标记阴性，LCA 阳性。

PNET：二者均可表达 CD99，小细胞癌 TTF-1 和 CK 阳性，而 PNET 阴性。

促纤维增生性小圆形细胞肿瘤：表达 CK，EMA，vimentin，desmin，NSE，WT-1，CA125。而小细胞癌不表达肌源性等标记（vimentin，desmin）。

转移性 Merkel 细胞癌：表达 CK20，而小细胞癌表达 CK7 和 TTF-1。

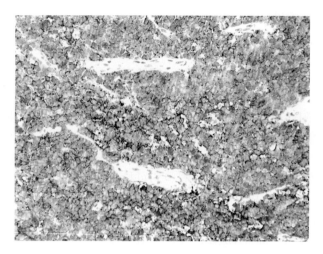

图 6-1　肺小细胞癌　CD56 细胞膜阳性

3. 腺癌

阳性：CK7，EMA，CEA，TTF-1，SP（A，B），p53

阴性：CK20，CDX2，vimentin，CK5，p504S

简评：

CK7：阳性部位细胞质。CK7 除外起源于结肠、前列腺、肾、胸腺的癌以及肺、胃肠道类癌和皮肤 Merkel 细胞癌，在大多数癌有表达。在肺癌中，腺癌阳性率 100%，小细胞癌 43%，类癌 22%，鳞状细胞癌 0%。在鳞状细胞癌时，仅表达于宫颈的鳞状细胞癌。

EMA：阳性部位细胞质。是一种高分子量跨膜糖蛋白，广泛分布于各种上皮细胞及其来源的肿瘤。此抗体可用于标记上皮及上皮源性肿瘤。包括大多数癌、间皮瘤、滑膜肉瘤和上皮样肉瘤。

CEA：阳性部位细胞膜或细胞质。是表达于胎儿上皮细胞的一种糖蛋白。存在于某些恶性肿瘤组织，尤其是内胚层来源的肿瘤中，大多数胃肠道（包括胰腺）恶性肿瘤和肺腺癌均有表达。

TTF-1：阳性部位细胞核。TTF-1 表达于甲状腺腺上皮和肺的上皮细胞中。大多数肺的小细胞癌、腺癌；少部分大细胞癌、鳞癌；大多数非典型神经内分泌肿瘤显示 TTF-1 阳性，而大多数典型类癌 TTF-1 阴性。因此 TTF-1 可用于鉴别肺腺癌和鳞癌，并有助于与肺转移性腺癌鉴别。TTF-1 阳性率在分化好的腺癌较高。

SP（A，B）：肺表面活性物质含有许多蛋白，包括10 000的 Clara

细胞蛋白和表面活性蛋白 A，B，C，D。作为细支气管肺泡癌的标志。但此抗体缺乏敏感性和特异性。有研究显示此抗体 63% 表达于肺癌，46% 表达于转移至肺的癌。在恶性间皮瘤也有较高表达。目前较少使用。

在肺腺癌时 SP 阳性较 TTF-1 为低，转移性肿瘤中可能吸附一些 SP 而呈现灶状阳性。

鉴别诊断：

与转移性腺癌鉴别：肺原发腺癌存在组织亚型的异质性，存在 BAC 成分时可明确诊断。转移性腺癌多为均质性，TTF-1 阴性。

结肠腺癌：CK7 阴性，CK20，CDX2 阳性。

乳腺癌：ER，PR，GCDFP 可阳性。

甲状腺癌：TTF-1，TG 阳性。

肾细胞癌：CD10，AE1/AE3，CK7 弱阳性，vimentin 强阳性。

卵巢癌：CA125，vimentin，钙黏蛋白，抑制素阳性；CEA 阴性。

前列腺癌：PSA，P504S 阳性。

图 6-2　肺腺癌　CEA 细胞核阳性

4. 原位腺癌

阳性：α_1-AT，SP（A，B），TTF-1，CK7

阴性：CK20

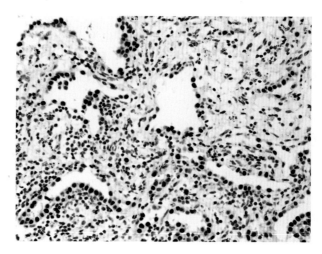

图 6-3 肺腺癌 TTF-1 细胞核阳性

简评：

α_1-AT：贴壁生长的原位腺癌 Clara 细胞型呈阳性表达。

非黏液型 II 型肺泡细胞 BAC 表达 SP，TTF-1。

非黏液型 Clara 细胞型 BAC 表达 Clara 蛋白和 α_1-AT。有助于与其他腺癌鉴别。

黏液型 BAC CK7 阳性，CK20 也阳性（25%~90%），TTF-1 阴性。因此前三项免疫组化很难区别原发和转移性黏液腺癌，需加做 CDX2，转移性黏液腺癌通常此抗体阳性。

5. 胎儿型肺腺癌

阳性：上皮性标志（CK，EMA，CEA）和神经内分泌标志（chromogranin A，synaptophysin）

6. 大细胞癌

阳性：AE1/AE3，EMA，35βH11，CEA，CK7，vimentin，TTF-1

阴性：CK14，CK20

简评：

大细胞癌的表型无特征性，大多表现为腺分化，也可为鳞分化。少数可具有腺、鳞、神经内分泌三相分化表型。AE1/AE3 几乎全部阳性，EMA70%阳性，35βH1170%阳性。还可表达 CEA、CK7、vimentin。TTF-1 易变。

7. 大细胞神经内分泌癌

阳性：CD56，CgA，Syn，TTF-1（50%表达），CD117（60%）

鉴别诊断：

恶性黑色素瘤：S-100 蛋白，HMB45（50%），melan-A，vimentin 阳性。极少数可见 keratin 阳性，这可导致诊断上的困惑。

8. 基底细胞癌

阳性：高分子量及低分子量角蛋白

阴性：TTF-1，神经内分泌标志（此点可与神经内分泌癌相鉴别）

9. 腺鳞癌

阳性：CK（分子量范围很广），AE1/AE3，CAM5.2，CK7，EMA（腺癌成分），TTF-1（腺癌成分），p63（鳞癌成分）

阴性：CK20

10. 肉瘤样癌

阳性：CK，vimentin，CEA 和平滑肌标志（多形性、梭形和巨细胞癌常同时表达），TTF-1（巨细胞）

11. 癌肉瘤

阳性：

上皮成分：CK7，TTF，vimentin

间叶成分：软骨肉瘤表达 S-100，平滑肌标志物（SMA，actin）、横纹肌（MyoD1，myoglobin，desmin）

阴性：CK20

12. 肺母细胞瘤

阳性：胎儿型腺癌成分可表达上皮性标志（CK，EMA，CEA）和神经内分泌标志；肿瘤细胞可表达特殊的激素：降血钙素（calcitonin），促胃液素释放肽（gastrin-releasing peptide），生长抑素（somatostain），5-羟色胺（serotonin）等。

上皮细胞尤其是桑葚体可表达 SP 和 Clara 细胞抗原。

间质成分：vimentin，muscle-specific actin，desmin（如果有横纹肌），S-100（如果有软骨），MSA 和 desmin（横纹肌母细胞样细胞）。

13. 典型类癌、非典型类癌

阳性：多数 CK，CD56，CgA，Syn，CD57。支持细胞 S-100 阳性

阴性：SMA

简评：

CD57：存在于施万细胞内。见于肺小细胞癌（50%），85%的支气管类癌，伴有神经内分泌的非小细胞癌，50%的恶性间皮瘤等。

鉴别诊断：

副节瘤：CK 阴性，支持细胞 S-100 阳性。神经内分泌标记阳性。类癌 CK 阳性，支持细胞 S-100 阳性。

血管球瘤：SMA 阳性，神经内分泌标记阴性。

小细胞癌：典型类癌和非典型类癌两者 CD56，CgA，Syn，CD57 通常为强阳性，尤其典型类癌，不典型类癌多呈灶性阳性。而小细胞癌神经内分泌标记阳性率低。TTF-1 在类癌时阳性率较低，在小细胞癌时阳性率高。Ki-67 指数不典型类癌时高于典型类癌（小于25%）。远低于小细胞癌（大于50%）。

14. 癌前病变

不典型腺瘤样增生：

阳性：SPA，CEA，TTF-1，MMPs，E-钙黏蛋白，TP53

TP53 阳性是细支气管肺泡癌的早期标志之一。

第二节　间叶性肿瘤

1. 炎性肌纤维母细胞肿瘤

阳性：vimentin，SMA，desmin（少数表达），keratin（30%局灶表达）

阴性：myogenin，myoglobin，CD117，S-100

2. 淋巴血管平滑肌瘤病

阳性：SMA，Desmin 和 vimentin，HMB-45（区别于平滑肌分化），ER，PR（有些病例）

3. 肺弥漫性淋巴管瘤病

阳性：

被覆细胞表达：F8，vimentin，UEA

梭形细胞表达：vimentin，desmin，actin，PR

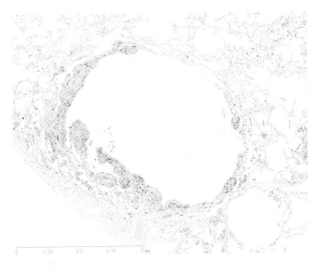

图 6-4　肺淋巴血管平滑肌瘤病 HMB-45 阳性

阴性：ER，keratin，HMB-45

4. 肺滑膜肉瘤
阳性：CK，EMA，CK7，CK19，vimentin（梭形细胞），bcl-2，CD99，S-100（30%报道表达）、Desmin（局灶阳性），SMA（局灶阳性），calrentinin（局灶阳性）
阴性：CD34

5. 肺动脉肉瘤
阳性：
管腔内型：vimentin，Desmin 及内皮细胞标记（F8，CD31，CD34）
管壁型：vimentin，Desmin，actin

6. 肺静脉肉瘤
阳性：vimentin，desmin，actin，CK（40%）

第三节 混杂性肿瘤

1. 硬化性血管瘤

阳性：

表面细胞表达：AE1/AE3，CAM5.2，CK7，EMA，MNF116，SP-A，SP-B，Clara 细胞蛋白，TTF-1，vimentin 及 CEA

间质细胞表达：CAM5.2，CK7，EMA，TTF-1，vimentin，雌二醇受体及孕酮受体

鉴别诊断：

类癌：神经内分泌标记阳性，而 TTF-1 阴性。

透明细胞瘤：瘤细胞 HMB-45，melan-A 阳性，CK 阴性可与此鉴别。

2. 透明细胞瘤

阳性：HMB-45，Melan-A

局灶阳性：Syn，CD57，NSE，S-100

阴性：CK

简评：

HMB-45：阳性部位细胞质。常用于标记黑色素细胞，皮内痣、未受激惹的黑色素细胞对 HMB-45 不表达。在黑色素瘤时表达主要见于上皮样型（85%~100%），而梭形或促纤维增生性黑色素瘤常不表达或极少数斑点状阳性。此外；

HMB-45：对肺透明细胞瘤、淋巴管血管平滑肌瘤、血管平滑肌脂肪瘤及具上皮样血管周细胞特色的增生细胞均阳性表达。

Melan-A：阳性部位细胞质。与 HMB-45 同属的一组抗体，表达情况也相似。此外，Melan-A 在肾上腺皮质癌中有较高的阳性率。

鉴别诊断：

肺透明细胞癌：CK，TTF1，CEA 阳性可与透明细胞瘤鉴别。

转移的肾透明细胞癌：CK，CD10，EMA，vimentin 阳性。

颗粒细胞瘤：S-100 阳性，HMB-45，melan-A 阴性。

3. 肺恶性黑色素瘤

阳性：S-100 蛋白，HMB45，melan-A

4. 肺内原发的胸腺瘤

阳性：上皮性细胞 EMA，keratin，CD5

淋巴细胞 CD1a 染色阳性。

详见胸腺原发的胸腺瘤。

5. 颗粒细胞瘤

阳性：S-100 蛋白，NSE，vimentin，Actin

详见软组织。

6. 肺朗格汉斯组织细胞增生症

阳性：S-100 蛋白，CD1a，CD68，CD31

详见淋巴造血系统。

第四节　良性上皮性肿瘤

1. 鳞状上皮乳头状瘤

阳性：拓扑异构酶 αⅡ、P53（表达增强）

RB 基因蛋白产物和 P21（表达减少）

可作为侵袭性乳头状瘤病和鳞状细胞癌转化的标记。

2. 肺泡性腺瘤

阳性：被覆上皮细胞表达：广谱 CK，CEA，SP 和 TTF-1

间质细胞：SMA，MSA 灶性阳性

阴性：Desmin，TTF-1，proSPB，proSPC，CC10

被覆上皮细胞为Ⅱ型肺泡上皮细胞。

3. 乳头状腺瘤

阳性：广谱 CK，Clara 细胞蛋白，CEA，SP 和 TTF-1

被覆上皮细胞为Ⅱ型肺泡上皮和 Clara 细胞。

4. 黏液腺腺瘤

阳性：广谱 CK，CEA，EMA

间质细胞对广谱 CK，SMA，S-100 蛋白呈灶性阳性

5. 多形性腺瘤

阳性：

导管及肌上皮细胞：低分子量 CK（CAM5.2）和广谱 CK 阳性，TTF-1，PE-10

肌上皮及间质细胞：vimentin，SMA，GFAP

上皮及肌上皮细胞均可表达 S-100 蛋白。

6. 黏液性囊腺瘤

阳性：广谱 CK，CEA

阴性：表面活性物质蛋白

第五节　胸膜肿瘤

1. 孤立性纤维性肿瘤（SFT）

阳性：CD34，vimentin，bcl-2，CD99，少数表达 desmin，SMA

阴性：EMA，CK，calretinin（可与恶性间皮瘤鉴别）

简评：

CD34：为血管内皮分化的标志物，在 85% 以上的血管肉瘤和 Kaposi 肉瘤阳性。但还可用于其他肿瘤的辅助诊断，如隆突性皮肤纤维肉瘤，孤立性纤维性肿瘤、胃肠道间质瘤也广泛表达。有报道，还见于某些平滑肌肉瘤、外周神经鞘瘤、上皮样肉瘤。

bcl-2：是一种细胞凋亡的抑制因子。多用于滤泡性淋巴瘤诊断及鉴别诊断。bcl-2 阳性表达常见于多种软组织肿瘤、孤立性纤维性肿瘤、滑膜肉瘤、上皮样平滑肌瘤、神经纤维瘤、神经鞘瘤、横纹肌肉瘤、恶性外周神经鞘瘤、血管周细胞瘤等。

CD99：在多种肿瘤中阳性表达，尤文肉瘤、神经外胚层肿瘤、肺小细胞癌、横纹肌肉瘤、脑膜瘤、软骨肉瘤。还见于部分孤立性纤维性肿瘤、平滑肌肉瘤、滑膜肉瘤、恶性纤维组织细胞瘤。

vimentin：阳性部位为细胞质。是正常间叶细胞及其来源的肿瘤的特异性标志。在间皮瘤与腺癌的鉴别诊断中，波形蛋白在间皮瘤的上皮细胞中更常见与细胞角蛋白共表达。在许多梭形细胞癌可阳性表达。

鉴别诊断：

肉瘤型间皮瘤：可见 EMA，CK，calretinin 阳性表达，可与 SFT 鉴别。

神经鞘瘤：多表达 S-100，NF，MBP，而 SFT 时 S-100 阴性。

神经纤维瘤 CD34，bcl-2 也可阳性，同时 S-100 阳性。而 SFT 时 S-100 阴性。

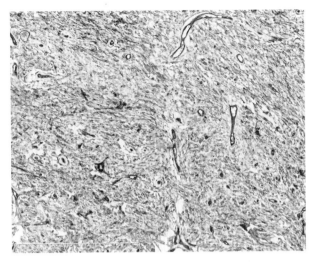

图 6-5　肺孤立性纤维性肿瘤　CD34 阳性

滑膜肉瘤：bcl-2 阳性，CD34 阴性，同时可见 CK 和 EMA 不同程度表达。

去分化脂肪肉瘤：可表达 S-100，CDK4，MDM2。

2. 恶性间皮瘤

阳性：calretinin，WT-1，CK5/6，EMA，thrombomodulin，D2-40，HBME1

阴性：B72.3，polyclonalCEA，LeuM1（CD15），MOC31，BerEp4，E-cadherin（可与腺癌鉴别）

简评：

CK5/6：阳性部位为细胞质。在正常组织中，鳞状上皮和导管上皮的基底细胞以及部分鳞状上皮生发层细胞、肌上皮和间皮细胞阳性，腺上皮细胞阴性。鳞癌、大细胞癌、移行细胞癌、间皮瘤阳性。大多数腺癌阴性。可用于鳞癌和腺癌、间皮瘤和腺癌的鉴别诊断。

calretinin：是一种钙结合蛋白，存在于中枢及外周神经系统的广谱的非神经细胞。包括卵巢和睾丸生成类固醇的细胞，脂肪细胞，肾小管上皮细胞，外分泌腺、胸腺上皮细胞和间皮细胞。表达calretinin 的肿瘤有：间皮瘤、肺的某些鳞癌、腺瘤样瘤、造釉细胞瘤、胸腺的乳头状癌、一些卵巢性索间质肿瘤、睾丸和卵巢的 Leydig 和 Setoli 细胞瘤、Woffian 管来源的肿瘤、粒细胞肉瘤、心脏黏液瘤。

thrombomodulin（TMN）：是一种浆细胞膜相关糖蛋白，可见于以下几种细胞：滑膜细胞，内皮细胞，间皮细胞，巨核细胞和一些鳞状上皮细胞。在间皮瘤与肺腺癌鉴别中，存在不同的结论。多数认为 TMN 在间皮瘤时阳性率高与肺腺癌。可结合其他间皮瘤特异性抗体使用。另外 TMN 是内皮分化的敏感指标，尤其在低分化的血管恶性肿瘤中表达。

Wilms' tumor suppressor gene（WT-1）：此基因最初被发现于中胚层起源组织内。可表达于恶性间皮瘤、卵巢乳头状癌和肾细胞癌内。有报道肺腺癌、鳞癌、转移至肺的乳腺癌、结肠癌未见表达。

mesothelin：可表达间皮细胞，卵巢浆液细胞，胰腺导管上皮细胞。在恶性肿瘤中除间皮瘤外还可见于卵巢癌，胰腺导管细胞癌，促纤维形成的小圆细胞肿瘤和滑膜肉瘤。

D2-40：阳性部位为细胞膜。可表达于生殖细胞瘤和淋巴管内皮细胞。近来有报道可以表达于恶性间皮瘤和反应性胸膜组织和卵巢浆液性癌。

HBME1：阳性部位细胞膜。该抗体与间皮细胞表面的抗原反应，染色呈特殊的"厚膜"方式。在鉴别间皮瘤与腺癌时有一定的参考价值。间皮瘤为厚膜型，腺癌为薄膜型或细胞质染色。

上皮型恶性间皮瘤与腺癌鉴别：腺癌多表达 TTF-1，CEA，CD15 或 MOC31；间皮瘤多表达 calretinin 和 CK5/6。此型 CK 阳性表达高。

肉瘤型恶性间皮瘤：在肉瘤型 CK 表达存在可变性。在与其他肉瘤和上皮性肿瘤鉴别时，免疫组化作用有限，应结合肿瘤的大体分布、镜下改变及免疫组化综合考虑。广谱 CK 和 calretinin 联合使用可有较高的敏感性和特异性。CK5/6 和 thrombomodulin 单独使用无诊断价值，应与其他抗体联合使用。

3. 胸膜肺母细胞瘤

阳性：

被覆于囊腔的呼吸道型上皮和陷进肿瘤内的含气腔表达 CK。

原始肉瘤样肿瘤细胞表达 vimentin，当存在肌分化时 MSA 和 desmin 阳性。S-100 蛋白表达在软骨结节。

鉴别诊断：

滑膜肉瘤通常 EMA，CK，CD99 阳性，而胸膜肺母细胞瘤阴性。

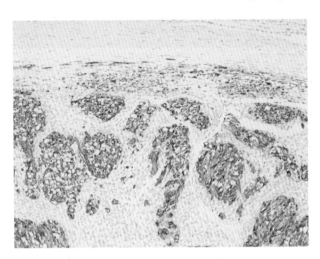

图 6-6　胸膜肺母细胞瘤　desmin 阳性

（韦立新　高　杰）

第七章 皮　　肤

第一节　皮肤恶性黑色素瘤

皮肤恶性黑色素瘤（malignant melanoma）

阳性：HMB45，Melan-A，S-100，CK，Ki-67/MIB-1

简评：

HMB45：特异性高，敏感性 60%～80%，但血管肌脂肪瘤及 Pecoma 组肿瘤均为阳性。

melan-A：敏感性与特异性均较高，但在肾上腺皮质癌和卵巢性索肿瘤中阳性表达。梭形细胞或促纤维组织增生或伴神经分化黑色素瘤中不足 10% 可表达 HMB45 及 melan-A。

S-100：弥漫阳性提示恶性黑色素瘤，敏感性高，特异性差。

CK/EMA：<3% 的恶性黑色素瘤 CK+，EMA-。

Ki-67/MIB-1：增值系数低并不能排除恶性可能，高增值系数考虑恶性；系数高提示预后差，提示预后及帮助鉴别 spitz 痣。

p16，p53：可提示预后及帮助鉴别诊断 spitz 痣。p16 表达降低提

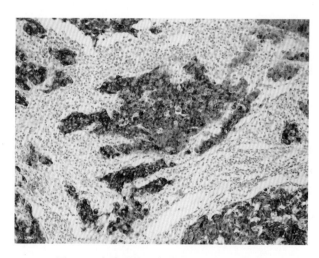

图 7-1　皮肤恶性黑色素瘤　melanA 阳性

示预后差，p53 表达增高提示预后良好。

Gp100：家族中 HMB45，melan-A 最具诊断意义，S-100 可辅助诊断，Ki-67 系数提示预后。

第二节　皮肤上皮细胞肿瘤
(epithelial tumors of the skin)

大多皮肤附属器肿瘤起源不明，免疫组化只可帮助鉴别 5 个分化方向：上皮，汗腺，皮脂腺，毛发及内分泌分化。

一、皮肤鳞状上皮肿瘤 (epithelial tumors)

形态典型，易于诊断，多不需免疫组化辅助，但特殊亚型单靠 HE 诊断有一定困难。

1. 棘层松解性鳞癌，又叫假腺样鳞癌 (adenoid/acantholytic forms of SCC)

阳性：高分子角蛋白（AE2/3），EMA，vimentin

阴性：CAM5.2，BerEP4

2. 梭形细胞性鳞癌 (spindle cell forms of SCC)

阳性：CK5/6，CK，vimentin，EMA，p63

阴性：S-100，CD15，CD57，desmin，Syn（与各种肉瘤鉴别）

简评：

CK：不是很好的标志物，多为局灶阳性，少许病例可所有上皮标志物均阴性，只能电镜诊断。

CK5/6：2/3 阳性，阳性率高于 AE1/AE3 和 CAM5.2。

vimentin：部分梭形细胞癌可同时表达 vimentin 和 CK。

EMA：分化差的鳞癌弥漫阳性。

p63：可在鳞癌，基底细胞癌，皮肤附属器肿瘤细胞的细胞核上表达，是 p53 家族中的一员，包括了 p53，p63 和 p73 多肽蛋白。

可完全由梭形细胞构成，也可有数量不等的经典鳞癌巢，需与梭形细胞肿瘤鉴别。

3. 基底细胞癌

阳性：BerEP4

阴性：EMA，CK20

简评：

BerEP4：一种糖蛋白标志物，在大多数基底细胞癌，Paget 病，Merkel 细胞癌及皮肤附属器肿瘤均标记为阳性，在鉴别化生性癌（鳞状细胞基底细胞癌）和基底细胞样鳞癌时非常有用。

CD56，Syn，CgA，HMB45，actin：少许基底细胞癌偶可表达这些抗体，支持基底细胞癌具有上皮干细胞的一些特性。

CK20：毛母细胞瘤，毛发上皮瘤及纤维上皮瘤中有散在 CK20 阳性的 Merkel 细胞，而基底细胞癌中没有。

EMA：任何亚型的单纯基底细胞癌均为 EMA 阴性，但基底细胞癌伴有皮肤附属器及鳞状上皮分化时，EMA 可为阳性。

二、汗腺来源的肿瘤（sudoriferous tumors）

阳性：CK，CEA，EMA，CD15，p63，CA72.4，GCDFP-15，S-100

简评：

CK：所有汗腺来源的肿瘤均表达。

EMA：该类肿瘤中，恶性者阳性表达高于良性，部分良性小汗腺分化肿瘤完全不表达，如螺旋腺瘤，圆柱瘤。

CEA，CD15：该类肿瘤 70%～80%阳性表达。

CA72.4：倾向表达大汗腺分化肿瘤，小汗腺分化肿瘤不表达。

GCDFP-15：选择性表达大汗腺分化肿瘤，个别小汗腺肿瘤伴有大汗腺分化时也可表达，如混合瘤（软骨样汗管瘤）。

S-100：50%左右小汗腺肿瘤阳性表达，大汗腺分化肿瘤一般不表达。

1. 乳腺外 Paget 病（Paget's disease）

阳性：GCDFP-15，CK7，BerEP4，CA72.4

阴性：HMB45，melan-A，S-100

简评：

CK7，CAM5.2，AE1/AE3，EMA：上皮标志物均为阳性，以CK7，CAM5.2 最好，90%以上的 Paget 细胞阳性，而表皮或黏膜的正常鳞状上皮为阴性。

GCDFP-15，BerEP4，CA72.4：50%以上表达 GCDFP-15，联合应用可与 Paget 病样 Bowen 病鉴别。

CK7，CK20：原发性 Paget 病几乎全部表达 CK7，CK20 阴性；继发性 Paget 病大多数表达 CK7，CK20，GCDFP 阴性。

HMB45，Melan-A，S-100：与浅表扩散型恶性黑色素瘤鉴别（同上），乳腺 Paget 病 S-100 表达不确定，0%~26% 不等。

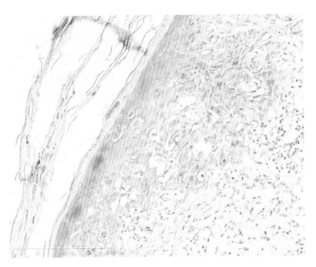

图 7-2　乳腺 Paget 病　GCDFP-15 阳性

2. 汗腺来源的腺癌（sweat gland carcinoma）

阳性：p63

简评：

p63：大部分皮肤汗腺腺癌阳性表达，转移性腺癌阴性。

需与转移性腺癌鉴别，主要依靠病史，原发皮肤的汗腺腺癌多为孤立性，生长缓慢，而转移性腺癌多发，生长迅速；p63 可辅助诊断。

三、毛发肿瘤（pilar tumors）

阳性：BerEP4，p63，CK

阴性：EMA，CEAse，S-100，CD15，CA72.4，GCDFP-15 CEAse，S-100，CD15，CA72.4，GCDFP-15

简评：

现在的大部分抗体无法选择性标记分开毛发的各个分化方向，如生发基质，皮质，内毛根鞘，外毛根鞘及漏斗。所有良性毛发肿瘤的免疫表型基本相同。

1. 毛母细胞瘤（trichoepithelioma） 促纤维增生型毛母细胞瘤与浸润型基底细胞癌在小活检时组织形态相似，极难鉴别，免疫组化有些许帮助。

阳性：EMA，CD15，CgA，CK20，Ki-67，P21，stromelysin-3

简评：

EMA：毛母细胞瘤的 EMA 阳性率比基底细胞癌高一些。

CD15，CgA，CK20：毛母细胞瘤肿瘤细胞间散在有少许细胞具有神经内分泌分化，可多灶表达这些抗体，基底细胞癌阴性。

Ki-67，P21：Ki-67 系数大于 25%，P21 阳性，倾向于诊断基底细胞癌。

stromelysin-3：浸润性基底细胞癌间质细胞阳性。

四、皮脂腺肿瘤（sebaceous tumors）

阳性：CD15，BerEP4，EMA

阴性：S-100，CA72.4，GCDFP-15，CEA

简评：

皮脂腺细胞没有特异性免疫组化标志物。

EMA：可清楚勾勒出皮脂腺细胞甚至分化差的皮脂腺癌细胞中的细胞质内小泡。

CD15，BerEP4：皮脂腺肿瘤细胞及汗腺肿瘤细胞均可表达

S-100，CA72.4，GCDFP-15，CEA：皮脂腺肿瘤细胞不表达，而汗腺细胞表达。

五、皮肤内分泌肿瘤（endocrine tumors）

阳性：CK20，pan-CK，EMA，BerEP4，CD15，CD56，NF，CgA，神经内分泌激素

阴性：CEA，TTF-1，CD45，vimentin

原发性皮肤神经内分泌癌或 Merkel 细胞癌（Merkel cell carcinoma）

阳性：CK20、CgA、Syn

简评：

CK20：在 Merkel 细胞癌细胞核周围呈点状排列。

CEA，TTF-1 阳性，CK20：阴性提示肺小细胞癌皮肤转移。

CK20，pan-CK，EMA：阳性可辅助排除皮肤原发尤文肉瘤或PNET。

vimentin：大部分 PNET 可标记 vimentin，Merkel 细胞癌总是阴性。

皮肤的小细胞恶性肿瘤，需与皮肤淋巴瘤、肺小细胞癌的皮肤转移、皮肤原发尤文肉瘤或 PNET 鉴别。

第三节　皮肤淋巴造血疾病
（cutaneous lymphohematopoietic disorders）

皮肤原发淋巴瘤及全身系统 T 细胞淋巴瘤和 B 细胞淋巴瘤累及皮肤，免疫组化表型与全身相应淋巴瘤的表型相同，具体参考淋巴瘤章。

一、淋巴瘤

T 细胞标志物：CD3，CD4，CD5，CD7，CD8，CD43，CD45RO

B 细胞标志物：CD20，CD79a，PAX-5，cyclin D1，κ，λ

组织细胞标志物：CD68，ⅩⅢa 因子，CD1a，S-100

其他：CD30，CD56，ALK-1

简评：

CD43：除了 T 系淋巴细胞阳性外，部分选择性 B 系淋巴细胞也可阳性表达，以及部分髓系增殖细胞也可表达。CD43 阳性需辅助许多其他抗体共同诊断。

免疫组化的局限：现有的免疫组化抗体仅能标记大部分 T、B 系淋巴细胞而无法区分良性增殖的淋巴细胞及淋巴瘤细胞。B 细胞标志物中，κ 及 λ 的单一表达提示 B 细胞的肿瘤性增殖，T 细胞标志物中还没有发现类似功能的抗体。

淋巴瘤的几点提示：广谱 T 细胞标志物 CD3，CD5，CD7 及 CD43 部分表达缺失；或 CD4、CD8 同时表达或缺失表达均提示 T 细胞淋巴瘤的可能性大；B 细胞标志物 CD20+的同时，CD5 或 CD43 阳性提示可能是 B 细胞淋巴瘤。

1. 蕈样肉芽肿和 sezary 综合征

阳性：CD3，CD45RO，CD20，CD79a，AE1/AE3

2. 原发性皮肤 CD30 阳性 T 淋巴组织增生性病变

阳性：CD3，CD30，CD20，perforin，granzymeB

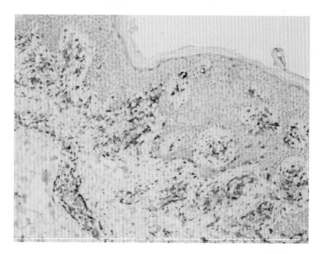

图 7-3　皮肤蕈样霉菌病　CD3 阳性

3. 皮下脂膜炎样 T 细胞淋巴瘤

阳性：CD3，CD43，CD45RO，CD4，CD8，CD20，CD79a，granzymeB，perforin，EBER，CD68

偶尔阳性：CD30，CD56

简评：CD68：反应性吞噬细胞散布脂肪组织间，呈豆袋样改变。

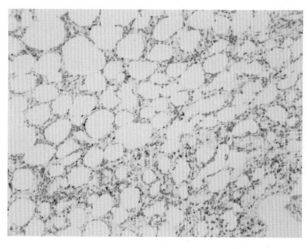

图 7-4　皮下脂膜炎样 T 细胞淋巴瘤　perforin 阳性

4. 原发皮肤的大细胞间变性淋巴瘤（ALCL）

阳性：CD3，CD5，CD45，CD30，CD43，CD45RO，ALK-1

简评：ALK-1：典型的皮肤原发 ALCL 呈 ALK-1 阴性，系统性 ALCL 累及皮肤时 ALK-1 呈阳性表达。

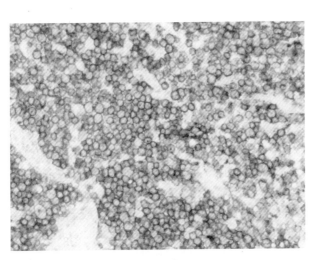

图 7-5　皮肤原发大细胞间变性淋巴瘤　CD30 阳性

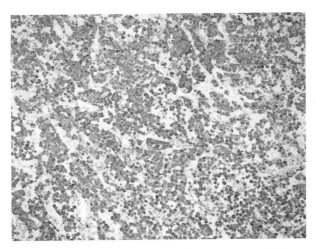

图 7-6　皮肤原发大细胞间变性淋巴瘤　ALK 阳性

二、皮肤假性淋巴瘤（pseudoneoplastic lymphoid lesions of the skin）

1. 表皮淋巴细胞浸润类似蕈样霉菌病（epidermotropic infiltrates resembling mycosis fungoides）：选择性药物诱导的假淋巴瘤样淋巴细胞浸润，慢性苔藓样和海绵样皮炎，日光性网状细胞增多症等，组织学上都可见表皮层及真皮层较多淋巴细胞浸润，淋巴细胞中度活化，细胞核有异型性，免疫组化标记为 T 细胞，因此容易误诊为淋巴瘤。有以下几个特点可辅助鉴别。

蕈样霉菌病经常缺乏 pan-T 细胞标志物，如 CD2，CD3，CD5，CD7；成熟 T 淋巴细胞不能同时表达的 2 个抗体在一个淋巴细胞上呈阳性表达，如 CD4+同时 CD8+提示淋巴瘤的可能性大；蕈样霉菌病通常 CD7 抗原决定簇丢失；CD4 阳性为主的上皮内 T 淋巴细胞浸润，同时 CD3，CD5，CD7，CD43，CD45RO 均阴性更常见于蕈样霉菌病。

2. 淋巴细胞深层浸润类似小细胞淋巴瘤或混合型 B 细胞淋巴瘤（deep lymphoid infiltrates simulation small cell or mixed B-cell lymphomas）：一般来说，皮肤深层大片淋巴细胞浸润，倾向于 B 细胞而不考虑 T 细胞淋巴瘤。下面两个特点对判断淋巴瘤和皮肤淋巴组织增生有帮助。

CD20 和 CD43 同时表达，大于 75% 的淋巴细胞是 B 细胞抗原阳性，而且 Ki-67 系数大于 30%，提示 B 细胞淋巴瘤的可能性大；bcl-2 蛋白也是一个有用的抗体，bcl-2 在淋巴组织增生，皮肤 T 细胞淋巴瘤及 B 细胞淋巴瘤都可阳性，在判断 bcl-2 是否阳性时，我们只看淋巴滤泡，滤泡性淋巴瘤时淋巴滤泡 bcl-2 阳性，反应性淋巴结增生 bcl-2 阴性。

三、皮肤组织细胞增生性病变

1. Langerhans 组织细胞增生症（Langerhans cell histiocytosis）
阳性：S-100，CD1a，vimentin，fascin，CD31，CD4
阴性：CD68，lysozyme，CD21，melan-A

2. 不确定细胞组织细胞增生症（indeterminated cell histiocytosis）
阳性：CD1a，CD68（KP1），CD14，XIIIa 因子，lysozyme
阴性：CD207（langerin）

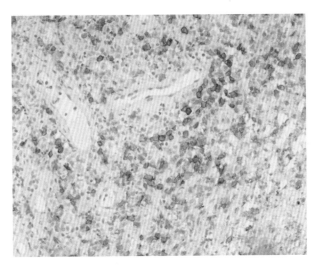

图 7-7　皮肤 Langerhans 细胞组织细胞增生症　CD1a 阳性

3. 皮肤 Rosai-Dorfman 病（Rosai-Dorfman disease）
阳性：S-100，CD68，AAT，AACT
阴性：CD21，CD1a，CD34

4. 幼年性黄色肉芽肿（juvenior xanthogranuloma）
阳性：巨噬细胞及杜顿细胞：CD68，vimentin，CD14
阴性：S-100，CD1a，CD15

5. 网状组织细胞增生症（reticulohistiocytosis）
阳性：CD68/KP1，vimentin
可能阳性：ⅩⅢa 因子，lysozyme，AAT
阴性：CD1a，S-100，CD15

6. 肥大细胞增生症（mastiocytosis）
阳性：CD45，CD117
Giemsa，甲苯胺蓝染色，胞质内可见异染颗粒。

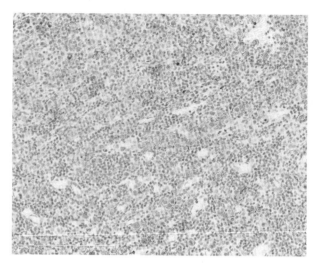

图 7-8　肥大细胞增生症　CD117 阳性

第四节　皮肤间叶组织肿瘤
（mesenchymal tumors of the skin）

皮肤间叶来源肿瘤较深部软组织肿瘤种类少，下面列出皮肤常见的几种肿瘤，其他肿瘤具体免疫组化可参考软组织章。

一、纤维母细胞及肌纤维母细胞类肿瘤（fibroblastic/myofibroblastic neoplasm）

仅 3 种肿瘤可归入此类：复发性指趾纤维瘤或指趾纤维瘤病，皮肤纤维肉瘤及先天性表浅血管外皮细胞瘤。

1. 复发性指趾纤维瘤或指趾纤维瘤病（recurrent digital fibroma / digital fibromatosis）
阳性：vimentin，Actin

2. 皮肤纤维肉瘤（cutaneous fibrosarcoma）
阳性：vimentin
排除性诊断

3. 先天性表浅血管外皮细胞瘤（congenital superficial 'hemangio- pericytoma'）

阳性：actin

二、所谓纤维组织细胞肿瘤（'Fibrohistiocytic Neoplasms'）

包括真皮纤维瘤及亚型，不典型黄色瘤（AFX），恶性纤维组织细胞瘤（MFH），皮隆突纤维肉瘤（DFSP）。

阳性：CD43，CD68，αACT，CD34，FⅩⅢa，vimentin，actin，caldesmin

骨髓来源的单核细胞和组织细胞标志物：包括 CD43 和 CD68，在小部分上述肿瘤中可阳性表达。

细胞蛋白酶：如 α 抗糜蛋白酶 ACT，及 cathepsin-B 除了在以上纤维组织细胞肿瘤中表达外，其他皮肤梭形细胞肿瘤中也可表达。

CD34：皮隆突性纤维肉瘤弥漫阳性表达，可与皮肤其他梭形细胞肿瘤鉴别，但部分外周神经鞘瘤、梭形细胞脂肪瘤、巨细胞型肌纤维母细胞瘤，巨细胞血管纤维瘤及皮肤孤立性纤维性肿瘤也可 CD34 阳性；另外 CD34 阳性并不是诊断皮隆突性纤维肉瘤的必要条件。真皮纤维瘤有时在肿瘤边缘也可出现 CD34 局灶阳性的情况，不要过诊断为皮隆突纤维肉瘤。

FⅩⅢa：纤维母细胞及真皮树突细胞可表达的一种凝血因子，见于真皮纤维瘤、不典型黄色瘤及恶性纤维组织细胞瘤，另外部分肉瘤，颗粒细胞瘤及神经纤维瘤也可阳性。

vimentin：弥漫阳性

actin，caldesmon：部分可阳性，尤以不典型黄色瘤阳性率最高。

1. 真皮纤维瘤及亚型（dermatofibromas and their variants）
阳性：vimentin，ⅩⅢ因子，CD68

2. 皮肤隆突性纤维肉瘤（dermatofibrosarcoma protuberans）
阳性：CD34
阴性：FⅩⅢa
简评：有时可伴有局灶肌源性分化，actin 及 desmin 阳性。

3. 恶性纤维组织细胞瘤（malignant fibrous histiocytoma）
阳性：vimentin

简评：各种间叶性肿瘤分化低的共同形态，仅 vimentin 阳性，其他上皮、肌、神经及内皮源性的所有标志物均为阴性时可诊断。

三、平滑肌肿瘤（smooth muscle tumors）

阳性：vimentin，caldesmon，SMA，desmin

简评：

desmin，SMA：等肌源性标志物特异性不高，肌纤维母细胞增生也可阳性，包括细胞丰富的瘢痕组织，创伤后的梭形细胞结节，及结节性筋膜炎等，各种标志物的组合应用可增加特异性。

S-100：30%的皮肤平滑肌肿瘤可阳性，可能与立毛肌分化来源有关，不要误诊为神经纤维瘤。

CD57：部分皮下肿瘤可阳性，可能与血管平滑肌分化来有关。

CK，EMA：偶尔平滑肌肿瘤可阳性。

四、周围神经肿瘤（nerve sheath tumors）

阳性：vimentin，S-100，CD56，CD57

阴性：肌源性及上皮性标志物

简评：GFAP，NSE 备用

1. 神经纤维瘤（neurofibromas）

阳性：S-100，CD56，CD57，FXⅢa，calretinin，inhibin

最常见的皮肤周围神经肿瘤。

2. 颗粒细胞瘤（granular cell tumors）

免疫表型与神经纤维瘤相同。

3. 神经鞘瘤（neurilemmomas）

阳性：S-100，CD56，CD57

4. 神经束膜瘤（perineuriomas）

阳性：EMA

五、血管肿瘤（Vascular neoplasms）

阳性：Ⅷ因子相关抗原（vWF），CD31，CD34，CD141，UEL

简评：上皮标志物 EMA，p63，E-cadherin 等可以辅助诊断。

1. 上皮样血管肉瘤 （epithelioid angiosarcomas）

阳性：CD31，CD34，CD141，UEL，AE1/AE3，CAM5.2

2. Kaposi 肉瘤 （Kaposi's sarcoma）

阳性：HH8LNA （herpesvirus latent nuclear antigen）

简评：以上血管标志物作用不大。

六、上皮样肉瘤

阳性：CK，EMA，CD34，CK5/6，S-100，HMB45

简评：

CK：阳性率可达 100%。

EMA：阳性率约 70%~80%。

CD34：阳性，可与癌鉴别。

CK5/6，p63：大多为阴性，可与鳞癌鉴别。

S-100：阳性率小于 15%。

HMB45：阴性，可与恶性黑色素瘤及软组织恶黑鉴别。

（陈　杰　常晓燕）

第八章 胃肠道、肝胆胰

第一节 食管肿瘤

1. Barrett's 食管

阳性：CK20，MUCs，CDX2（提示小肠型化生，可与贲门正常黏膜上皮鉴别）；p53 强阳性时可用于筛选上皮内瘤变。

简评：

CK20：细胞角蛋白 20，分子量 46KD，主要标记胃肠道上皮、移行上皮和 merkel 细胞。主要用于胃肠道腺癌、卵巢黏液性肿瘤、胰胆管腺癌、merkel 细胞瘤的诊断，鳞状细胞癌及其他部位的腺癌（肺、子宫内膜、乳腺）、肺小细胞癌和卵巢非黏液性肿瘤均不表达 CK20。

CDX2：属于肠道特异性转录因子，在肠道发育的早期表达，调节肠上皮细胞的增殖和分化，定位与肠上皮绒毛和隐窝表面。低分化的结直肠癌中常常出现 CDX2 的缺失表达，但在 74% 的胃癌表现为 CDX2 阳性。少数卵巢腺癌和前列腺癌亦表达 CDX2。正常食管上皮阴性，Barrett's 食管时强阳性。

2. 鳞状细胞癌（普通型）

阳性：CAM5.2，AE1/3，CK5/6，34βE12，CK14，p63（部分）CK19

阴性：CK7，CK20，WT1，CD5，TTF-1

WT1 可与间皮瘤相鉴别；

CD5 可与胸腺癌相鉴别；

TTF-1 可与肺鳞癌鉴别，后者可存在少量灶性表达。

简评：

CK5/6：高分子角蛋白，主要表达于鳞状上皮、基底细胞和间皮，可用于鳞癌和间皮瘤的诊断以及良好地显示前列腺的基底细胞；部分腺癌可表现为弱阳性，但是上皮样间皮瘤则为强阳性，CK5/6 能有效地鉴别这两类肿瘤。

CK19：低分子角蛋白，主要标记各种单层上皮如腺上皮、导管上皮和间皮细胞，CK19 在高级别鳞癌以及原位癌中表达升高。肝细胞不表达 CK19，而胆管上皮表达，因此可用于肝细胞癌与肝内胆管癌、转移性腺癌的鉴别诊断。甲状腺滤泡上皮细胞 CK19 阴性，而甲状腺乳头状癌为阳性，有助于甲状腺乳头状癌的诊断以及与滤泡性癌的鉴别。

CAM5.2：标记低分子角蛋白的单抗的克隆号，定位于细胞质，主要标记腺上皮、神经内分泌上皮、肝细胞和胆管上皮。对各种腺上皮及其肿瘤均呈强阳性，腺上皮表达远强于鳞状上皮，鳞状上皮和尿路上皮不表达或低表达。CAM5.2 能广泛用于鳞状上皮和尿路上皮以外的上皮性肿瘤标记，是腺上皮和各种腺癌最常用的标志物，特异性强，敏感性高。

AE1/3：两种角蛋白单抗（AE1 和 AE3）的混合，能与低分子量和中分子量的角蛋白作用，但不标记高分子角蛋白。在肝脏，肝细胞阴性，肝内胆管上皮细胞阳性。

34βE12：标记高分子角蛋白（CK1，CK5，CK10，CK14），表达于鳞状上皮、基底细胞和肌上皮。是前列腺、乳腺导管和小叶来源肿瘤以及唾液腺肿瘤中显示基底细胞或肌上皮的良好标志物。

TTF-1：甲状腺转录因子，定位于细胞核，肺泡上皮和甲状腺滤泡上皮表达，肺小细胞癌、非典型类癌和肺腺癌高表达，而肺鳞癌和类癌则阴性；和甲状腺乳头状癌和滤泡性癌阳性。TTF-1 可用于鉴别肺和甲状腺的原发性癌与其他转移性腺癌；TTF-1 与 CK 结合，能鉴别肺腺癌和胸膜恶性间皮瘤。在肝细胞和肝细胞癌中为胞质表达，可用于鉴别原发性肝癌和肝癌转移癌。

WT-1：肾母细胞瘤基因蛋白（wilms tumor 1），主要用于肾母细胞瘤、急性白血病以及间皮瘤的诊断。现发现，卵巢浆液性肿瘤表达 WT-1，而子宫内膜样癌及黏液性肿瘤阴性，子宫浆液性癌阴性，因此有助于鉴别诊断。

3. 基底细胞样鳞癌

阳性：bcl-2，CK5/6，CK13，CK14，CK19，p63，S-100；

阴性：CAM5.2，AE1/3。

简评：

CK13：分子量为 54kD，属于高分子角蛋白，标记所有的复层上皮，包括角化型和非角化型，主要用于高分化鳞状细胞癌的诊断。腺上皮低表达或不表达 CK13，因此不作为腺癌的首选标志物。

bcl-2：为分子量 25kD 的线粒体内膜蛋白，是细胞凋亡的抑制因子，广泛地表达于多种类型细胞。主要用于标记滤泡性淋巴瘤（生发中心区域）和毛细胞性白血病，但是其他类型淋巴瘤往往也能出现阳性，因此 bcl-2 不能用于淋巴瘤分型，仅能用于区分滤泡性淋巴瘤和反应性增生。正常淋巴结的生发中心为阴性，套区和滤泡间区细胞强阳性。在鳞状上皮基底层以及具有基底细胞方向分化的肿瘤可出现强阳性，可用于基底细胞样鳞癌与低分化鳞状细胞癌的鉴别。

p63：属于抑癌基因 p53 家族成员之一，是调控细胞周期和细胞凋亡的转录因子，在多种上皮，定位于细胞核。食管、鼻咽部、宫颈等部位的鳞状上皮、尿路上皮、分泌腺的肌上皮、前列腺的基底细胞及胸腺上皮阳性；腺上皮和内分泌细胞多阴性。p63 常用于诊断基底细胞癌、鳞状细胞癌、尿路上皮癌；鉴定肺、胰腺等部位发生的腺鳞癌中的鳞癌成分以及某些低分化梭形细胞鳞癌，应首选 p63。前列腺、乳腺和唾液腺肿瘤的诊断与鉴别诊断中，常用 p63 显示基底细胞或肌上皮细胞。正常淋巴滤泡生发中心细胞可为 p63 阳性，一些 B 细胞淋巴瘤，如弥漫性大细胞性淋巴瘤可为阳性。小细胞鳞癌和淋巴瘤鉴别时应联合使用 CK 和 LCA 等标记。

S-100：是一种可溶性酸性蛋白，包括三种亚型（S-100ao，S-100a，S-100b）。主要存在于神经组织、垂体、颈动脉体、肾上腺髓质、唾液腺及少数间叶组织，用于诊断恶性黑色素瘤、软骨母细胞瘤、脂肪肉瘤、室管膜瘤、神经母细胞瘤、神经鞘瘤和部分树突状细胞瘤。另外，S-100 能标记 Langerhan's 细胞，在 Langerhan's 组织细胞增生症中应首选 S-100。具有基底细胞样分化的肿瘤可出现阳性改变。

4. 腺癌
阳性：CK7，CK20（与贲门部腺癌部分重叠）
阴性：p63

5. 腺样囊性癌
阳性：CAM5.2，AE1/3，CD117
（导管分化细胞）34βE12，CEA
（肌上皮分化细胞）S-100，smooth muscle actin，vimentin，p63
阴性：CgA（Chromogranin A），Syn（Synaptophysin）可与高级别神经内分泌癌鉴别

6. 黏液表皮样癌
阳性：（鳞状上皮样区域）34βE12，CK14，p63
（腺上皮区域）CK7，CEA

简评：

CK7：分子量为54KD的角蛋白，主要标记腺上皮和尿路上皮。卵巢、肺和乳腺上皮为阳性，结肠、前列腺和胃肠道上皮为阴性。

CK14：分子量为50KD的角蛋白，主要标记鳞状上皮，用于区分鳞状上皮和腺上皮来源的恶性肿瘤。

CEA：癌胚抗原，正常存在于胎儿消化道上皮细胞、胰腺和肝脏。CEA广泛表达于各种腺上皮性肿瘤，尤其是胃肠道上皮性肿瘤。CEA和EMA一样可作为上皮性恶性肿瘤的重要标记。

7. 梭形细胞分化癌或肉瘤样癌

阳性：CAM5.2，AE1/3，vimentin

阴性：desmin可与平滑肌肉瘤相鉴别

简评：desmin：一种中间丝蛋白，广泛分布于平滑肌细胞、心肌细胞、骨骼肌细胞和肌上皮细胞。上述细胞来源的肿瘤均呈阳性表现，高分化高表达，低分化低表达。部分肌纤维母细胞肿瘤亦可阳性。

8. 平滑肌瘤

阳性：SMA，desmin，MSA，calponin；

阴性：CD34，CD117阴性可与GIST鉴别，S-100阴性可与神经鞘瘤鉴别

简评：

actin（广谱）：肌动蛋白，是一种具有收缩能力的微丝蛋白，广泛分布于几乎所有的肌性细胞。主要用于检测骨骼肌、平滑肌、心肌和肌源性肿瘤如平滑肌瘤、平滑肌肉瘤、横纹肌肉瘤、肌上皮瘤等。

SMA：是一种标记平滑肌的肌动蛋白，主要用于检测血管平滑肌、平滑肌瘤、平滑肌肉瘤、肌上皮瘤等。在判断乳腺良恶性病变时，用SMA标记肌上皮细胞，观察肌上皮是否存在及其分布情况，因此可作为乳腺肿瘤的一个重要参考指标。大量免疫组化标记结果表明，SMA的敏感性较高，但特异性较低，在平滑肌肿瘤的诊断中应结合其他标志物联合使用。

MSA：平滑肌特异性肌动蛋白，主要用于检测平滑肌源性或具有平滑肌方向分化的肿瘤。

calponin：是一种肌动蛋白结合蛋白，主要用于检测平滑肌源性或具有平滑肌方向分化的肿瘤及乳腺肌上皮标记。

9. 平滑肌肉瘤

阳性：SMA，desmin，vimentin

阴性：CD34，CD117

10. 胃肠道间质瘤（GIST）

阳性：CD34，CD117，PDGFRA，DOG1，PKCθ

简评：

CD117：原癌基因 C-kit 的蛋白产物，为Ⅲ型跨膜蛋白酪氨酸激酶型生长因子受体。80%～100%的胃肠道间质瘤（GIST）可阳性，目前 CD117 作为 GIST 免疫组化检查特异性标志物，可用于临床患者的靶向治疗（格列卫）。近来研究发现，腺样囊性癌可表现为 CD117 阳性。

CD34：是一种单链跨膜蛋白，分子量为 105～120KD，表达于淋巴造血干细胞、祖细胞、内皮细胞、胚胎性纤维母细胞和某些神经组织细胞，现在多用于标记血管内皮细胞。不仅能用于血管源性肿瘤的诊断和鉴别诊断，也可用于各种肿瘤中血管形成的研究。目前 CD34 也是 GIST 的良好标志物，80%～90%病例可阳性（必须排除其他肿瘤，如孤立性纤维性肿瘤）。皮肤隆突性纤维肉瘤也可呈阳性表达。

PDGFRA：Platelet-derived growth factor receptor-α 属于血小板衍生生长因子 PDGF 受体之一，参与多种细胞生物学作用如胚胎发育、损伤愈合等。目前发现，2/3 左右的胃肠道间质瘤（GIST）可出现阳性表达，但与 GIST 的分化程度无关。

DOG1：DOG1 基因（aka TMEM16）位于染色体 11q13，含有 26 个外显子，编码 960 个氨基酸组成的 114kD 的蛋白，功能不详，其蛋白结构具有 8 个穿膜功能区来看，推测可能是一种离子通道。初步研究证实，DOG1 蛋白选择性地表达于胃肠道间质瘤，与 KIT/CD117 相比，无论对于具有 KIT 基因突变还是 PDGFRA 基因突变的胃肠道间质瘤，DOG1 都是 GIST 更加敏感和特异性的标志物。

PKCθ：属于蛋白激酶家族成员之一，是一个细胞周期蛋白，可以调控细胞增殖、骨细胞分化以及癌细胞与细胞外基质间的相互作用，选择性表达于骨骼肌、淋巴器官、神经系统的某些部分等。近来发现，PKCθ 在 GIST 和部分神经鞘瘤中高表达，尤其是 PDGFRA 基因突变的上皮样细胞型 GIST，但在其他间叶源性肿瘤（即使这些肿瘤可出现 CD117 阳性）如平滑肌瘤、精原细胞瘤等均不表达，表明联合应用 PKCθ 和 CD117 检测，能提高 GIST 的诊断率。

11. 神经内分泌肿瘤

阳性：Syn，CgA，NSE，TTF-1，CD56

阴性：CK19，CK20，34βE12 可与低分化癌相鉴别。

简评：

CD56：为神经细胞黏附分子（NCAM），也称为肺小细胞癌标记（SCLC），主要分布于大多数神经外胚层来源的细胞、组织和肿瘤中，主要用于视网膜母细胞瘤、髓母细胞瘤、星形胶质细胞瘤、神经母细胞瘤、神经内分泌肿瘤等的诊断以及 NK 细胞的识别。

synaptophysin（Syn）：突触素，是一种糖蛋白，存在于神经元突触前囊泡膜、肾上腺髓质细胞和神经内分泌细胞，定位于细胞质，主要用于嗜铬细胞瘤、节细胞神经瘤、副节瘤以及 APUD 系统肿瘤的诊断和鉴别诊断。

chromogranin A（CgA）：是人类肾上腺髓质中含量最高的一种可溶性酸性蛋白，广泛存在于神经元、神经内分泌细胞及其肿瘤中，主要用于神经内分泌肿瘤如垂体肿瘤、胰岛细胞瘤、嗜铬细胞瘤、甲状腺髓样癌、类癌等的诊断，胃肠道神经内分泌肿瘤首选 CgA。但是部分神经内分泌肿瘤可为阴性，故阴性表达不能完全排除神经内分泌肿瘤。

12. 横纹肌肉瘤　免疫表型同软组织胚胎性横纹肌肉瘤。

13. 滑膜肉瘤　免疫表型同软组织滑膜肉瘤。

14. Kaposi 肉瘤

阳性：CD31，CD34。

简评：CD31 是一种细胞膜表面的单链糖蛋白，分子量为 140KD，主要表达于内皮细胞、血小板、单核细胞、中性粒细胞等。常用于血管源性肿瘤的诊断和鉴别诊断，也可用于肿瘤中血管形成的研究。血管外皮细胞及其来源的肿瘤均不表达 CD31。

15. 颗粒细胞瘤

阳性：S-100，CD57，vimentin

阴性：desmin（或仅个别细胞阳性），CD34，CD117，CAM5.2，EMA，CEA

简评：

CD57：为自然杀伤细胞（NK cell）的标志物，也称为 Leu-7。主要标记淋巴组织中的 NK 细胞，如滤泡中心细胞性淋巴瘤常有 CD57 的表达，也可标记神经内分泌肿瘤。

EMA：上皮细胞膜抗原，是一种糖蛋白，广泛分布在各种腺上皮及其来源肿瘤，分布范围类似角蛋白，对内脏腺上皮表达有一定的优势。对于上皮源性肿瘤，尤其是低分化癌，最好与 CK 联合应用提高阳性率。此外，脑膜瘤、浆细胞淋巴瘤、间变性大细胞淋巴瘤等可EMA 阳性。在肾透明细胞癌中，EMA 标记要优于 CK。

16. 恶性黑色素瘤

阳性：vimentin，S-100，HMB-45，MART/melan-A，tyrosinase

阴性：CK，CEA

简评：

HMB-45：黑色素瘤相关抗原，主要表达于不成熟的黑色素细胞，用于诊断恶性黑色素瘤（不论其有无色素产生）及其他神经嵴肿瘤。在恶性黑色素瘤和上皮性癌的鉴别诊断中，前者常为 HMB45、S-100和（或）vimentin 阳性，CK 阴性，后者正好相反。正常的乳腺上皮和汗腺上皮可阳性，因此可用于部分乳腺癌和汗腺肿瘤的诊断。软组织透明细胞肉瘤、血管平滑肌脂肪瘤、肺透明细胞肿瘤（糖瘤）以及其他一些结节性硬化症的伴随病变如淋巴血管平滑肌瘤病等也可呈HMB45 阳性。

MART：也称为 T 细胞识别的黑色素瘤抗原-1，是一种跨膜蛋白，表达于正常黑色素细胞以及 90% 以上的恶性黑色素瘤，也可见于血管平滑肌脂肪瘤、肾上腺皮质、卵巢粒层细胞以及睾丸的 Leydig 细胞。上皮细胞、淋巴细胞、神经胶质细胞和间叶来源的肿瘤一般不表达MART。

Tyrosinase：酪氨酸酶，是黑色素小体中的 I 型膜蛋白，主要用于恶性黑色素瘤的辅助诊断。

17. 淋巴瘤（大 B 细胞淋巴瘤和 MALT 淋巴瘤多见）
免疫表型见淋巴造血系统相应肿瘤。

第二节 胃部肿瘤

1. 胃腺癌

阳性：CAM5.2，Pan-CK，CK7，CK20，CK18，CK19，CDX2，CEA（部分），villin（部分）；Her-2

阴性：CK5/6，vimentin，p63（鳞化区域可阳性），TTF-1，CA125（少量病例可阳性，与胰胆管来源肿瘤鉴别）

简评：

Pan-CK：广谱角蛋白，既含高分子角蛋白，又含低分子角蛋白，能标记所有上皮细胞，包括单层上皮、鳞状上皮、尿路上皮来源的良恶性肿瘤。滑膜来源肿瘤和间皮瘤等向上皮细胞分化的肿瘤亦可阳性。虽然 pan-CK 的选择性不强，但敏感性高，常与 vimentin 和 LCA 等联合应用于肿瘤的鉴别诊断。

CK18：属于中间丝蛋白，低分子角蛋白，主要标记各种单层上皮如腺上皮，鳞状上皮常为阴性。主要用于腺癌的诊断，有助于确定转移性肿瘤的来源。CK18 的标记谱类似 CK8，因此 CK8/18 常常联合应用，效果更为理想。

CK20：同上。

CDX-2：同上。

Her-2：位于 17 号染色体的原癌基因，编码一种表皮生长因子受体（EGFR）家族的酪氨酸激酶受体。对于进展期、复发性或转移性胃癌考虑进行分子靶向药物（曲妥珠单抗）治疗的患者，需进行 Her-2 免疫组化及原位杂交的检测。Her-2 免疫组化判定标准见下表。免疫组化 2+ 的标本应进一步进行 FISH 检测。

评分	手术标本	活检标本
0	无反应或<10%肿瘤细胞膜染色	任何肿瘤细胞无膜染色
1+	≥10%肿瘤细胞微弱或隐约可见膜染色；仅有部分细胞膜染色	肿瘤细胞团微弱或隐约可见膜染色（不管着色的肿瘤细胞占整个组织的百分比）
2+	≥10%肿瘤细胞有弱到中度的基底侧膜、侧膜或完全性膜染色	肿瘤细胞团有弱到中度的基底侧膜、侧膜或完全性膜染色（不管着色的肿瘤细胞占整个组织的百分比，但至少有 5 个成簇的肿瘤细胞着色）
3+	≥10%肿瘤细胞基底侧膜、侧膜或完全性膜强染色	肿瘤细胞团的基底侧膜、侧膜或完全性膜强染色（不管着色的肿瘤细胞占整个组织的百分比，但至少有 5 个成簇的肿瘤细胞着色）

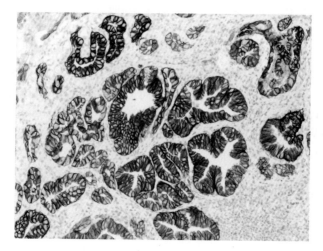

图 8-1　胃腺癌小活检　Her-2 阳性（3+）

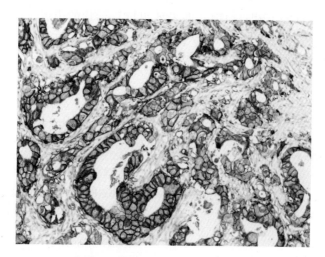

图 8-2　胃腺癌 Her-2　阳性（3+）

2. 含神经内分泌分化的腺癌

阳性：CKs，CgA，Syn（在具有典型神经内分泌分化的形态学特征基础上阳性有意义）

阴性：CD56

3. 印戒细胞癌（同乳腺小叶癌鉴别）

阳性：CDX2，CK20，CEA（单克隆抗体）

阴性：GCDFP-15，ER

简评：

GCDFP-15：是一种在组织囊性病变的囊液中发现的糖蛋白，定位于细胞质，可表达于乳腺导管顶浆分泌上皮及腋窝、外阴、眼睑和外耳道的大汗腺上皮细胞。多数唾液腺上皮也表达GCDFP-15。乳腺中70%的导管癌阳性，90%以上的小叶癌阳性，多为核周点状分布。若与CK7、CK20联合应用，有助于乳腺原发性Paget's病（GCDFP-15阳性）与乳腺外Paget's病（GCDFP-15阴性）的鉴别。肺腺癌偶见阳性，结肠腺癌和间皮肿瘤均阴性。

ER：雌激素受体，表达于正常子宫内膜、子宫平滑肌细胞以及乳腺上皮细胞。ER在乳腺癌组织中的含量对肿瘤预后判断和内分泌治疗是一种重要参数。ER阳性患者可采用激素替代疗法。

4. 高分化神经内分泌肿瘤或小细胞癌

阳性：CgA，Syn，CDX2

阴性：CK20，TTF-1，CK5/6

5. 肉瘤样癌　同食管。

6. 胃肠道间质瘤（参见食管GIST）

阳性：CD117，CD34，CD99，SMA，HHF-35（25%～50%），CK18（10%）

阴性：Syn（<5%），desmin（2%），CgA，S-100

简评：

CD99：尤文肉瘤标志物，是MIC2基因产物，分布于淋巴细胞、胸腺皮质细胞、卵巢颗粒细胞、胰岛细胞和睾丸的支持细胞等。目前主要用于尤文肉瘤和原始神经外胚层来源的肿瘤诊断。

desmin：属于中间丝蛋白，广泛分布于平滑肌细胞、心肌细胞、骨骼肌细胞和肌上皮细胞，上述细胞来源的肿瘤可阳性表达。

HHF-35：是肌特异性肌动蛋白（MSA）单抗的克隆号。MSA是一种具有收缩能力的微丝蛋白，广泛分布于几乎所有的肌性细胞，如骨骼肌、平滑肌、心肌和肌上皮细胞、肌纤维母细胞，肌源性肿瘤如平滑肌瘤及肉瘤、横纹肌肉瘤以及肌上皮瘤、肌纤维母细胞瘤等均呈阳性反应。但实际工作中该抗体的特异性并不十分理想，有一定的交叉反应。

7. 神经鞘瘤

阳性：S-100，CD57（Leu7），GFAP

阴性：CD117，CD34，SMA 可与 GIST 相鉴别

简评：GFAP：胶质纤维酸性蛋白，为中间丝的一种，主要用于星形胶质瘤包括星形胶质细胞瘤、星形母细胞瘤、混合性胶质瘤、多形性胶质母细胞瘤、多数室管膜瘤等中枢神经系统肿瘤的诊断和鉴别诊断。唾液腺肌上皮细胞及其肿瘤也可呈阳性反应。

8. 纤维瘤病

阳性：vimentin，desmin，β-catenin

阴性：CD117，CD34（少量细胞可阳性）可与 GIST 鉴别

9. 孤立性纤维瘤

阳性：CD34，CD99，SMA，bcl-2

阴性：CD117

10. 肝样腺癌

阳性：AFP，hepatocyte

简评：

AFP：甲胎蛋白，由胚胎卵黄囊细胞、胚胎肝细胞和胎儿肠道细胞合成的一种糖蛋白。成人此蛋白含量低或不表达，在增生性肝细胞，尤其是部分肝细胞癌或卵黄囊恶性肿瘤时可升高表达。主要用于原发性或转移性肝细胞癌、胃或肺的肝样腺癌或性腺外某些生殖细胞肿瘤（如内胚窦瘤）的诊断。实际工作中发现该抗体敏感性不高。

hepatocyte：简称 HPC，是肝细胞特异性标志物，定位于细胞质，阳性颗粒呈粗颗粒状。正常肝细胞阳性，肝内胆管上皮细胞阴性。约80%的肝细胞癌阳性，不足 5%的非肝细胞癌呈阳性表达。HPC 表达与肿瘤的分化程度相关，分化越高，阳性反应越强。部分胃或肺的肝样腺癌可呈阳性。HPC 也可标记生殖细胞肿瘤中的肝细胞样分化成分。HPC 特异性强，但敏感性较低。

11. 绒毛膜癌

阳性：β-hCG，PLAP

简评：

β-hCG：绒毛膜促性腺激素，是由胎盘合体滋养层细胞产生的一种糖蛋白激素，主要用于胎盘滋养叶细胞和生殖细胞肿瘤如葡萄胎、绒毛膜癌以及某些神经内分泌肿瘤的诊断。

PLAP：胎盘碱性磷酸酶，是一种膜相关的唾液酸糖蛋白，表达于正常胎盘、宫颈管上皮、输卵管及少数卵巢、胃肠道肿瘤。主要用于睾丸生殖细胞肿瘤如精原细胞瘤和卵巢无性细胞瘤的诊断及鉴别诊断。

第三节　小肠肿瘤

1. 神经内分泌肿瘤

阳性：CgA，Syn，CD57，villin，CEA，CDX2，CK20（25%），somatostatin（用于鉴别发生于壶腹部或 Oddi 括约肌附近的类癌与腺癌）

阴性：CK7，TTF-1

简评：somatostatin：生长抑素，是胰岛 D 细胞分泌的一种多肽激素，有抑制胰岛素和胰高血糖素释放的作用。主要用于胰腺神经内分泌肿瘤的功能性分类和消化道黏膜中神经内分泌细胞及其肿瘤的诊断。

2. GIST（参见食管及胃 GIST）

阳性：CD117，CD34，bcl-2，SMA，S-100（20%）

阴性：desmin，CgA

3. 远端小肠腺癌（表型类似结肠癌）

阳性：CK18，CK19，CK20，CDX2，villin，MUC1，MUC5AC（33%）

阴性：CK7，CK5/6，p63，vimentin

简评：villin：是一种肌动蛋白相关的钙调节蛋白，定位于细胞膜和细胞质，尤其见于腺腔面。villin 主要有具有刷状缘的上皮细胞产生，如小肠黏膜上皮、肾近曲小管和睾丸输精管上皮。同时 villin 也表达于一些缺乏刷状缘的上皮细胞，如胰腺导管上皮和肝胆管上皮。这些上皮细胞发生异型增生或癌变时，villin 缺失表达。因此在肠腺瘤异型增生和癌变的鉴定中十分有用。

4. 壶腹部腺癌（表型类似胰胆管腺癌）

阳性：CK18，CK19，CK7（50%），CK20（50%），CDX2，

MUC1，MUC5AC（33%）

　　阴性：CK5/6，p63，vimentin

第四节　阑尾肿瘤

1. 神经内分泌肿瘤

阳性：CgA，Syn，E-cadherin，β-catenin，CK20，CDX2

阴性：CEA（杯状细胞类癌可阳性），CK7（或灶性阳性）

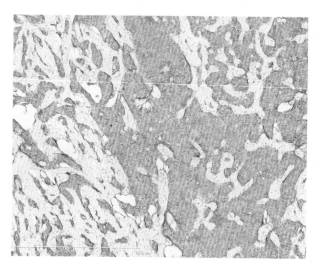

图 8-3　阑尾杯状细胞类癌　CgA 阳性

2. 不产生黏液的腺瘤及腺癌

阳性：CK20，CK7（灶性）

3. 产生黏液的腺瘤及腺癌

阳性：CK8，CK18，CK19，CK20，CDX2，villin，MUC2，MUC5A，MUC1（20%）

简评：MUC2：分子量为 52KD，主要分布于正常小肠腺上皮、涎腺上皮和乳腺上皮，其他部位不表达。主要用于结肠癌和胃癌的研究。

第五节 结直肠肿瘤

1. 神经鞘瘤
阳性：S-100，GFAP，CD34（阳性比例不等）
阴性：CD117

2. 神经纤维瘤
阳性：S-100，neurofilament
阴性：CD117
简评：neurofilament：NF，是神经元特异性中间丝蛋白，有三个不同分子量（68，160 和 200KD）的亚单位构成的多聚体，以不同比例分布于中枢及外周神经元及其肿瘤中，神经纤维瘤、节细胞神经瘤、副节瘤、小脑或外周神经母细胞瘤、肾上腺嗜铬细胞瘤等肿瘤可阳性表达，亦有助于某些神经内分泌肿瘤的诊断。

3. GIST（参见食管及胃 GIST）
阳性：CD117，CD34，CD99，SMA
阴性：GFAP，desmin，S-100，neurofilament

4. 平滑肌瘤
阳性：SMA，MSA，desmin
阴性：CD117，CD34，S-100

5. 神经内分泌肿瘤
（右半结肠）阳性：serotonin，CgA，Syn，CK20（50%），CK7（25%）
　　　　　　阴性：S-100，TTF-1
（直乙结肠）阳性：CgA，Syn，PAP（少数）
　　　　　　阴性：S-100，PSA，P504S

简评：

serotonin：血清素，亦称为 5-羟色胺，主要用于神经内分泌系统肿瘤（APUD）的诊断。原发性和转移性类癌可阳性表达。

PAP：前列腺酸性磷酸酶，是由前列腺上皮细胞分泌的一种酸性磷酸酶的同工酶。正常前列腺腺上皮、增生的腺上皮以及前列腺癌均可阳性表达。常用于原发性和转移性前列腺癌的诊断，但不能作为良恶性前列腺疾病的鉴别诊断。该抗体特异性不如 PSA，但敏感性高，在前列腺癌中可用于勾画组织结构。少数类癌亦可阳性。

PSA：前列腺特异性抗原，是由前列腺上皮细胞合成的一种糖蛋白，分子量33KD，表达于正常前列腺腺泡细胞、导管上皮细胞以及腔内分泌物。是目前认为具有特异性的肿瘤标志物之一。主要用于前列腺癌的诊断，不能用于良、恶性前列腺疾病的鉴别诊断，因为绝大多数增生的前列腺上皮均阳性。在低分化前列腺癌中，PSA可作为勾画组织结构之用。

P504S：也称为AMACR，是脂肪酶支链 β 氧化酶中重要的酶，定位于细胞质。前列腺癌和腺上皮不典型增生时均呈阳性反应，而正常前列腺及良性病变时均无表达。前列腺癌的诊断与鉴别诊断时，可利用P504S观察腺上皮阳性表达的程度，34βE12或p63观察基底细胞是否存在及其完整性。

6. 腺癌

阳性：CK20，CDX2，villin，MUC1，MUC2，S-100（＜20%），PLAP（部分，膜阳性），CA125（灶性阳性）

阴性：CK7（5%可阳性），CgA，Syn，MUC5A，CK5/6，GCDF-15，TTF-1，HPC

简评：

CA125：一种糖蛋白，可表达于输卵管上皮、子宫内膜、宫颈上皮、胰腺、结肠、胆囊、胃、肾、乳腺、大汗腺以及间皮细胞。目前发现是卵巢浆液性腺癌的重要标记，对于鉴别浆液性和黏液性腺癌有重要参考价值。子宫内膜样癌、乳腺癌、胰腺癌、肝癌和胃肠道腺癌等肿瘤亦可阳性表达。

Thrombomodulin可与脐尿管癌鉴别。thrombomodulin（血栓调节素）是一种内皮细胞间的跨膜糖蛋白，正常情况下可表达于脉管内皮细胞、间皮细胞和肺内巨噬细胞、滑膜细胞以及骨髓中的巨核细胞和血小板。可用于间皮瘤和腺癌、腺癌与脐尿管癌的鉴别诊断。

错配修复蛋白MLH1，MSH2，MSH6，PMS2：结直肠癌错配修复蛋白的检测有助于查出Lynch综合征，并可以间接提示散发结直肠癌的MSI-H表型，提示较好的预后和部分化疗药物（5-FU）耐药。肿瘤细胞核阳性为正常表达。MLH1表达缺失可由于Lynch综合征或发生于散发性MSI结直肠癌；MSH2表达缺失强烈提示Lynch综合征；PMS2表达缺失常与MLH1失表达相关，且仅在MLH1正常时有意义；MSH6表达缺失常与MSH2失表达相关，且仅在MSH2正常时有意义。

无错位修复蛋白表达缺失：MSI-H肿瘤可能性小。

MLH1 和 PMS2 核表达缺失：提示检测 MLH1 甲基化和/或 BRAF 突变。（BRAF V600E 突变和/或 MLH1 甲基化提示为散发性 MSI 肿瘤，无 BRAF 突变且无 MLH1 甲基化提示 Lynch 综合征，建议检测生殖系 MLH1 基因状态）。

MSH2 和 MSH6 核表达缺失：Lynch 综合征可能性大（建议检测生殖系 MSH2 基因状态，如阴性，检测生殖系 MSH6 基因状态）。

仅 MSH6 核表达缺失：Lynch 综合征可能性大（建议检测生殖系 MSH6 基因状态）。

仅 PMS2 核表达缺失：Lynch 综合征可能性大（建议检测生殖系 PMS2 基因状态）。

7. 高分化神经内分泌肿瘤

阳性：Syn，低分子量 CK，CAM5.2，35βH11

（含有非角化鳞癌成分）34βE12，CK5/6，p63

阴性：CK20，CgA，CD57，CD117

简评：35βH11，低分子角蛋白抗体的克隆号，几乎可以标记所有的非鳞状上皮，尤其是各种单层腺上皮。鳞状上皮阴性。能用于标记卵巢癌、胃肠道腺癌、甲状腺癌和绝大多数的导管癌。尤其对于乳腺、胰腺、胆管和涎腺上皮发生的肿瘤、内分泌器官肿瘤（癌与腺瘤）、肝癌、子宫内膜癌、肾癌等肿瘤呈显著阳性表达。移行细胞癌、鼻咽癌、胸腺瘤、间皮瘤也呈阳性反应。绝大多数鳞癌阴性。

8. 肉瘤样癌　类似食管和胃的肉瘤样癌。

第六节　肛管肿瘤

1. 鳞状细胞癌及其亚型　免疫表型同食管。

2. 腺癌

阳性：CK7

阴性：CK20

3. Paget's 病

阳性：AE1/3，CK7，CK20（部分），CEA，GCDFP-15

阴性：34βE12，S-100

第七节 胰腺肿瘤

1. 胰腺神经内分泌肿瘤

阳性：PGP9.5，CgA，Syn，CK8，CK18，CAM5.2，AE1/3（部分）

阴性：CK7，CK20，TTF1，CDX2，HepPar1，villin

简评：

PGP9.5：是一种在神经元中高表达的胞质蛋白，分子量为25KD，在神经元、黑色素细胞和一些神经内分泌细胞中表达。大部分神经内分泌肿瘤呈阳性表达。

2. 低分化神经内分泌癌

阳性：CD56，CD57，CgA，Syn，（CgA和Syn表达强度弱于高分化神经内分泌肿瘤），calcitonin（部分阳性，要结合其他标志物注意与甲状腺髓样癌鉴别）

简评：calcitonin：CT，降钙素，一种多肽激素，能降低血钙浓度，由甲状腺旁C细胞分泌，主要用于C细胞增生和甲状腺髓样癌的诊断，亦可用于其他类型的异位神经内分泌肿瘤的研究。

3. 导管内乳头状黏液性肿瘤（IPMN）

阳性：CK7，CDX2，MUC2，MUC5AC，DUPAN-2，CA19-9，hMLH1，hMLH2，hMLH6

阴性：CK20，CEA

简评：

MUC5AC：也称为胃黏液，主要分布于正常胃上皮和胚胎性结肠上皮，而成人结肠黏膜上皮通常不表达。主要用于胃癌、结肠癌和各种肠上皮化生的研究。

MUC2：MUC2是肠型黏液标志物，十二指肠腺上皮为阳性对照。在控制细胞增殖中发挥作用，胰腺导管及导管上皮不典型增生不表达，在肠型IPMN和胶样癌细胞内黏液MUC2染色弥漫强阳性表达

CA19-9：肿瘤相关的糖蛋白类抗原，主要用于消化道恶性肿瘤的研究，包括胰腺癌、胆管癌、胃癌和大肠癌，尤其以胰腺癌阳性率最高，因此被认为是胰腺癌诊断的一种较好的标志物。正常腺上皮中CA19-9含量很低，增生或肿瘤性上皮中高表达，阳性分布不规则，分泌黏液的肿瘤表达稍强。

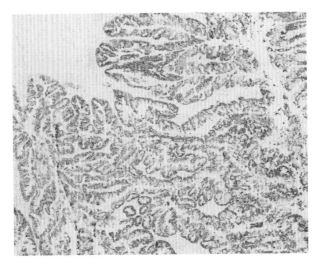

图 8-4　IPMN 的 MUC5AC 阳性

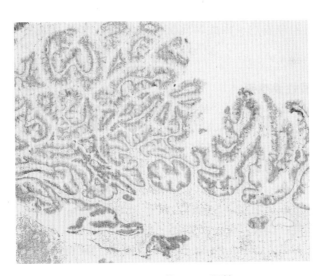

图 8-5　IPMN 的 MUC2 阳性

4. 黏液性囊性肿瘤

阳性：CK7，CK20，CA125，CEA，CA19-9，MUC5A，Smad4
（卵巢样间质区域）vimentin，SMA，MSA，ER（20%~80%），α-
inhibin（灶性阳性）

阴性：MUC1，MUC2（灶性杯状细胞阳性）；CD34

简评：

Smad4：抑癌基因 DPC4 的蛋白产物，转化生长因子 β1 信号通路中重要的参与分子，定位于细胞核，表达于正常胰腺导管上皮，在胰腺导管腺癌中表达缺失。

α-inhibin：抑制素的 α 亚基。抑制素是一种由 α 和 β 亚基构成的二聚体糖蛋白激素，定位于细胞质，能抑制垂体促性腺激素及卵泡生成素的产生和分泌。正常组织中，α-inhibin 表达于生殖腺的性索-间质成分，包括卵巢颗粒细胞、卵泡膜细胞、睾丸 sertoli 及 leydig 细胞、黄素化的间质细胞和门细胞。正常肾上腺皮质网状带强阳性，束状带弱阳性，球状带阴性。正常乳腺组织中，导管及腺泡上皮细胞为阳性，肌上皮阴性。垂体生长激素细胞阳性。胰腺及胃肠道内分泌细胞阴性。肿瘤组织中，肾上腺皮质腺瘤弱阳性或局灶表达，男性化肿瘤强阳性，肾上腺皮质腺癌表达不稳定（强阳性至阴性）。值得一提的是，α-inhibin 是性索-间质肿瘤灵敏的标志物，近 100% 颗粒细胞瘤、Leydig 细胞瘤、Sertoli 瘤、Sertoli-leydig 细胞瘤、类固醇肿瘤、性索肿瘤、两性母细胞瘤阳性表达。因此，此抗体主要用于性索-间质肿瘤的诊断和鉴别诊断。

5. 浆液性囊腺瘤

阳性：AE1/3，EMA，MUC1，MUC6，CA19-9（灶性细胞阳性）

阴性：CEA，CgA，Syn

6. 导管腺癌

阳性：EMA，CAM5.2，CA19-9，CK19，CK7，CK20，MUC1，MUC4，MUC5A，CDX2，Smad4，CD5，CD7，mesothelin

部分阳性：CgA，Syn，CA125，villin，CK5/6

阴性：AFP，PAP，PSA，WT1，TTF-1，MUC2，HPC，vimentin，ER，PR

简评：

MUC1：由 muc1 基因表达的一种糖蛋白。它在上皮更新与分化，维持上皮完整性和癌的发生与转移等方面都起到重要的作用。乳腺癌、子宫内膜样腺癌、胃癌、胰腺导管腺癌高表达 MUC1。

mesothelin：间皮素，是一种细胞表面糖蛋白，表达于间皮细胞、间皮瘤、卵巢上皮性癌和某些鳞状细胞癌。也可表达于肾、支气管上皮、扁桃体及输卵管。目前对间皮素功能不明确，可能为细胞间黏附分子。

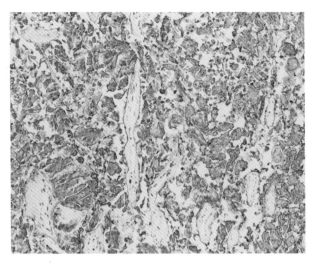

图 8-6　胰腺导管腺癌　MUC1 阳性

7. 浸润性黏液性腺癌（大部分同导管腺癌，除外以下表型）

阳性：MUC2

阴性：CA125，MUC1

8. 含破骨样巨细胞的未分化癌

阳性：pan-CK（克隆号 OSCAR），vimentin，AE1/3，CAM5.2，35βH11，CK8，CK18，CK19（灶性阳性）

（破骨样巨细胞）CD68，LCA，CD71，α-1-antichymotrypsin

阴性：EMA，CEA，HMB45，MART-1

简评：

α-1-antichymotrypsin：AACT，抗胰糜蛋白酶，是一种可以中和糜蛋白酶活性的蛋白酶，为巨噬细胞和组织细胞的标志物。正常胃肠道上皮、肝细胞、星形胶质细胞也可阳性表达。该抗体敏感性高，特异性较低，目前主要用于纤维组织细胞源性肿瘤的诊断与鉴别诊断，但应与 CD68 和 Lysozyme 等联合使用，以提高检测的正确率。

CD68：主要标记各种组织中的巨噬细胞，包括肝脏的 Kupffer 细胞。主要用于急慢性髓性白血病和组织细胞来源的肿瘤如恶纤组的诊断，同样应与 AACT 或 Lysozyme 等联合使用，提高诊断准确率。

LCA：白细胞共同抗原，也称为 CD45，是造血细胞的特异性标记，主要分布在 T 细胞、B 细胞、单核细胞、中性粒细胞和前体细胞表面。一般不存在于非造血组织中，因此是区别淋巴瘤或白血病和非造血系统肿瘤的一个良好标志物。值得注意的是，浆细胞瘤常为 LCA 阴性，前驱淋巴母细胞肿瘤亦为阴性。

CD71：为穿透素受体（Transferrin receptor）。

9. 腺泡细胞癌

阳性：AE1/3，CAM5.2，CK7，CK8，CK19，trypsin，α-1-antitrypsin，Syn（10%~50%）

阴性：CEA，CgA，vimentin，AFP

简评：

trypsin：胰腺腺泡上皮细胞分泌的蛋白酶，腺泡细胞癌时可为阳性。

α-1-antitrypsin：AAT，抗胰蛋白酶，是一种糖蛋白，可以标记胰腺与涎腺的腺泡细胞、组织细胞与网状组织细胞。常用于腺泡细胞癌、恶性纤维组织细胞瘤的标志物。甲状腺乳头状癌中 AAT 常阳性表达，而正常甲状腺组织中阴性。遗传性 AAT 缺乏症中肝细胞内可见 AAT 堆积。

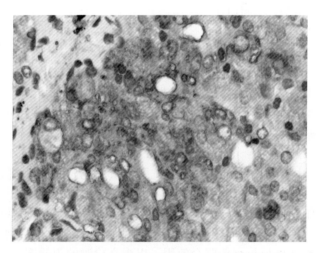

图 8-7　胰腺腺泡细胞癌　AAT 阳性

10. 实性假乳头状瘤

阳性：α-1-antitrypsin，vimentin，β-catenin

（部分表达）CK20，AE1/3，CAM5.2，CK7，CD10，Syn，ER，PR

阴性：EMA，CEA，AFP，CA19-9，S-100

简评：β-catenin：catenin 是一种细胞骨架蛋白，包括 α、β、γ 三种亚型，具有信号传导和细胞黏附两大功能，定位于细胞核，主要用于结肠癌、肺癌、前列腺癌、食管癌、乳腺癌等恶性肿瘤浸润、转移机制研究。目前发现胰腺的实性假乳头状瘤可高表达 β-catenin。

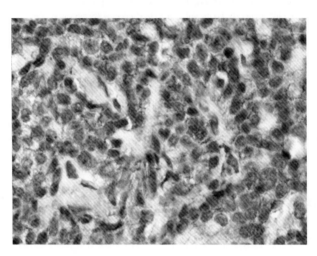

图 8-8　胰腺实性假乳头瘤　β-catenin 阳性

11. 血管周上皮样细胞瘤（PEComa）

阳性：actin，HMB45，Myo-D1（胞质阳性）

阴性：CD117，CD34，SMA；（可与 GIST 鉴别）；AE1/3，CAM5.2，CgA，Syn

简评：Myo-D1：横纹肌核蛋白，定位于细胞核，只在胚胎性横纹肌中表达，正常横纹肌不表达。是横纹肌肿瘤的非常特异的标志物。少数非肌源性组织包括腺上皮、神经母细胞瘤、尤文肉瘤、腺泡状软组织肉瘤等可见细胞质表达。

第八节　肝及胆管肿瘤

1. 胆汁性肝硬化及硬化性胆管炎

阳性：（小胆管上皮）CK7，CK19；CD31/CD34（勾画小血管轮廓用于区分这两者病变中不同的血管分布）

2. 肝细胞腺瘤（类似正常肝细胞表型）

阳性：CK8，CK18，HPC

阴性：CK7，CK19，CK20，CA19-9，34βE12

CD34（与肝细胞癌相鉴别，后者内皮血管阳性）

3. 胆管错构瘤及腺瘤

阳性：CK7，CK19

阴性：CK20，MUC1，CEA

4. 肝母细胞瘤

阳性：AFP，CgA，CKs，vimentin

5. 普通型肝细胞癌

阳性：CK8，CK18，CAM5.2，OSCAR，AFP（高级别肝细胞癌阴性），HPC，AE1/3（少数），CD56（弱），CD31/34（内皮细胞），EMA，CEA（胆管型）

阴性：CK7（少数阳性），CK20（20%阳性），CK17，CA19-9，Calretinin，α-inhibin，TTF-1，CgA，Syn，MART-1，CK5/6，ER

简评：Calretinin：CR，钙结合蛋白，属于钙结合蛋白超家族成员之一，分子量为32KD，定位于胞膜和胞质。CR表达于正常间皮和间皮瘤，是诊断上皮性恶性间皮瘤有用的标志物，可以用于与肺腺癌的鉴别诊断。某些腺上皮性肿瘤CR亦可阳性，故在免疫组化结果判断时必须结合其他CA家族标记。近来研究显示，CR可用于性索间质肿瘤的诊断，在颗粒细胞瘤、支持间质细胞瘤和其他性索间质肿瘤中的阳性率高于α-inhibin。

6. 具有胆管分化的肝细胞癌

阳性：AE1/3，CK7，CK19，CEA（MAb胞质型）

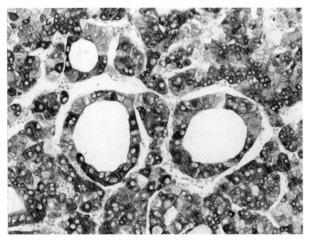

图 8-9　肝细胞肝癌　CAM5.2 阳性

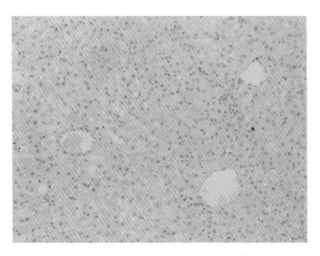

图 8-10　肝细胞肝癌　AE1/AE3 阴性

7. 梭形细胞肝细胞癌

阳性：vimentin，CAM5.2，HPC

阴性：AFP

8. 纤维板层型肝细胞癌（fibrolameller HCC）

阳性：CK8，CK18，CAM5.2，HPC，CK7（区别于普通型 HCC），AFP（20%），α-1-antitrypsin（focal）

阴性：同普通型 HCC

9. 胆管癌

阳性：CK7，CK8，CK18，CK19，CAM5.2，CA19-9，CEA（胞质型），MOC-31，CDX2（75%），CK17（50%），CK20（20%）

阴性：HPC，AFP，Syn，GCDFP-15

简评：MOC-31：是一种细胞表面糖蛋白，表达于大多数正常和恶性上皮细胞，主要用于腺癌的诊断及其与恶性间皮瘤的鉴别诊断。

10. 梭形细胞胆管癌或肉瘤样癌

阳性：vimentin，CEA（灶性阳性），低分子量角蛋白（CAM5.2，AE1/3，EMA）灶性阳性

阴性：AFP，S-100

11. 混合性肝细胞-胆管癌　免疫表型分别同肝细胞癌和胆管癌。

12. 低分化/未分化癌

阳性：CK7，CK19

阴性：CEA，CA19-9，AFP，HPC

13. 胆管囊腺瘤或癌

阳性：AE1/3，CA19-9，CEA，CK7（灶性），CK20（灶性），CA125（灶性）；（若出现卵巢样间质）阳性：vimentin，SMA，desmin

14. 神经内分泌肿瘤（低级别及高级别）　表型同小肠相应类型。

（朱明华　陈　颖　何妙侠）

第九章　泌尿及男性生殖系统

第一节　肾脏肿瘤

一、肾细胞肿瘤（renal cell tumors）

1. 透明细胞肾细胞癌（clear cell renal cell carcinoma）

阳性：vimentin，EMA，RCC 标志物，CD10，AE1/AE3，CK8，CK18，Cam 5.2，PAX 8，PAX 2

阴性：CK7，CK20，CK5/6，CK34βE12，E-cadherin，parvalbumin，CD117，SMA，HMB45

简评：

vimentin，EMA，RCC 标志物，CD10：这四个标志物在透明细胞肾细胞癌中通常为阳性，可以与肾上腺皮质癌和其他转移癌相鉴别。

AE1/AE3，CK8，CK18，Cam 5.2：这四个标志物在透明细胞肾细胞癌中的阳性率比前面的四个略低，可以起到辅助的鉴别诊断作用。

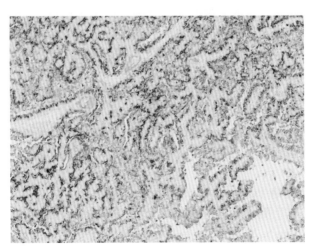

图 9-1　肾透明细胞癌　RCC 阳性

2. 乳头状肾细胞癌（papillary renal cell carcinoma）

阳性：RCC 标志物，CD10，AE1/AE3，AMACR（P504S），CD15，vimentin，EMA，CK7，CK20，MUC1，E-cadherin，Cam 5.2，CK18

阴性：CD57，WT-1，SMA，HMB45

简评：

RCC 标志物，CD10，AE1/AE3，CK18，Cam 5.2：这五个标志物在乳头状肾细胞癌中通常为阳性。

AMACR（P504S），CD15：通常在乳头状肾细胞癌中为阳性，而在透明细胞肾细胞癌中阳性率较低，可以用来鉴别诊断。

CK7，MUC1：通常在 I 型乳头状肾细胞癌中为阳性，而在透明细胞肾细胞癌中为阴性，可以用来鉴别诊断。

CK20，E-cadherin：通常在 II 型乳头状肾细胞癌中为阳性，而在透明细胞肾细胞癌中为阴性，可以用来鉴别诊断。

3. 嫌色细胞肾细胞癌（chromophobe renal cell carcinoma）

阳性：AE1/AE3，EMA，CK7，parvalbumin，CD117，E-cadherin

阴性：RCC 标志物，vimentin，CD10，AMACR（P504S），CD15，CK20，PAX2，CD57，WT-1，SMA，HMB45

简评：

CK7：通常在嫌色细胞肾细胞癌中为弥漫阳性，而在嗜酸细胞腺瘤中为阴性或局灶阳性，可以用来鉴别诊断。

parvalbumin：通常在嫌色细胞肾细胞癌中为阳性，而在嗜酸细胞腺瘤中为阴性，可以用来鉴别诊断。

CD15，CK20，PAX2：通常在嫌色细胞肾细胞癌中为阴性，而在嗜酸细胞腺瘤中为阳性，可以用来鉴别诊断。

CK7，parvalbumin，CD117，E-cadherin：通常在嫌色细胞肾细胞癌中为阳性，而在透明细胞肾细胞癌中为阴性，可以用来鉴别诊断。

RCC 标志物，vimentin，CD10：通常在嫌色细胞肾细胞癌中为阴性，而在透明细胞肾细胞癌中为阳性，可以用来鉴别诊断。

4. 集合管癌（collecting duct carcinoma）

阳性：花生凝集素，荆豆凝集素 1（UEA-1），CK34βE12，CK19，AE1/AE3，Cam 5.2，CD15，vimentin，EMA，PAX 8

阴性：CD10，villin，RCC 标志物，AMACR（P504S），CD57，WT-1，SMA，HMB45

简评：花生凝集素，荆豆凝集素 1（UEA-1），CK34βE12，CK19：

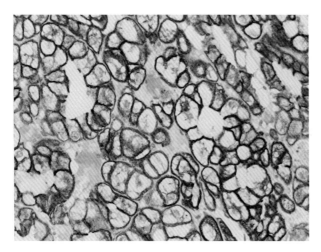

图 9-2　肾嫌色细胞癌　CK7 阳性

是集合管癌这种非近曲小管来源肿瘤较为特异性的阳性标志物。

CD10，villin：作为近曲小管来源的标志物在集合管癌中为阴性。

5. 肾髓质癌（renal medullary carcinoma）

阳性：CEA，EMA，CK19，拓扑异构酶Ⅱa，CK20，CK7，Cam 5.2，AE1/AE3，vimentin

阴性：CD10，villin，RCC 标志物，AMACR（P504S），CD57，WT-1，SMA，HMB45

简评：

CK19：在肾髓质癌中阳性，可以与经典型肾细胞癌相鉴别。

拓扑异构酶Ⅱa：在肾髓质癌中阳性，可以与尿道上皮癌相鉴别。

6. 伴 Xp11.2 转位/TFE3 基因融合的肾细胞癌（renal cell carcinoma associated with Xp11.2 translocation/TFE3 gene fusions）

阳性：TFE3，HMB45，melanA，panCK，EMA，RCC 标志物，CD10，vimentin

阴性：AMACR（P504S），CD57，WT-1，SMA

简评：

TFE3：标记肿瘤细胞核上的 TFE3 蛋白，特异性和敏感性俱佳，在肾其他类型的癌中不会表达，在腺泡状软组织肉瘤中也可以有表达。

HMB45，melanA：这两种黑色素标志物在 PSF-TFE3 或 CLTC-

PFE3 这两种少见移位的肿瘤中有表达。

7. 神经母细胞瘤相关性肾细胞癌（renal cell carcinoma associated with neuroblastoma）

阳性：EMA，pan CK，Cam 5.2，vimentin

阴性：S100，HMB45，melanA，CK7，CK14

8. 黏液小管和梭形细胞癌（mucinous tubular and spindle cell carcinoma）

阳性：EMA，panCK，AE1/AE3，CK34βE12，CK7，CK19 Cam 5.2，AMACR，vimentin，CD15

阴性：villin，S-100，HMB45，melanA，RCC，CD10，CD117

简评：有个案报道神经内分泌标志物 NSE，CgA 和 Syn 阳性。RCC，CD10，CD117 的阳性率非常低，可以认为阴性。

9. 小管囊性癌（tubulocystic carcinoma）

阳性：amacr，CD10，CK19，parvalbumin，CK34βE12 阳性率仅为 15%

阴性：S-100，HMB45，melanA

10. 嗜酸细胞腺瘤（renal oncocytoma）

阳性：CK7，parvalbumin，PAX2，CK20，CD15，CD117，Cam5.2

阴性：RCC，CD10，vimentin，S-100，HMB45，melanA

简评：

parvalbumin，PAX2，CK20，CD15：在嗜酸细胞瘤中阳性，而在嫌色细胞癌为阴性，可以用来鉴别诊断。

CK7：在嗜酸细胞瘤仅为局灶阳性，而在嫌色细胞癌中为弥漫阳性。

11. 乳头状腺瘤（papilary adenoma）

阳性：EMA，AE1/AE3，Cam5.2，CK34βE12，AMACR

阴性：GST-α

二、后肾肿瘤（metanephric tumors）

1. 后肾腺瘤（metanephric adenoma）

阳性：WT-1，CD57，panCK，vimentin

阴性：AMACR，CK7，EMA

简评：

WT-1，CD57：在后肾腺瘤中阳性，可以与乳头状肾细胞癌相鉴别。Wilm's 瘤的 CD57 为阴性，也可以鉴别。

AMACR，CK7：在乳头状肾细胞癌中阳性，在后肾腺瘤中为阴性，可以与之鉴别。

2. 后肾间质瘤（metanephric stromal tumors）

阳性：CD34，GFAP，S-100

阴性：desmin，panCK

简评：GFAP，S-100：伴有神经胶质分化的区域阳性。

三、肾母细胞肿瘤（nephroblastic tumors）

肾母细胞瘤（nephroblastoma）

阳性：vimentin，WT-1，NSE，desmin，CK，PAX-2

阴性：CD57，CK7，LCA，S-100，CD99

简评：WT-1：可以在双向或上皮性成分的核表达，但是非特异性，也可以在促纤维性小圆细胞肿瘤、白血病和许多种癌组织中表达。

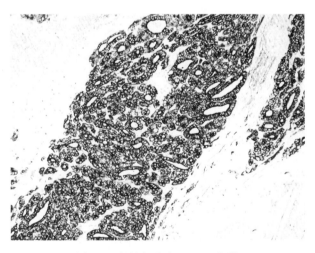

图 9-3　肾母细胞瘤　CK18 阳性

四、肾脏间叶组织肿瘤（renal mesenchymal tumors）

1. 肾透明细胞肉瘤（clear cell sarcoma of kidney）

阳性：vimentin, bcl-2, hSNF5/INI1

阴性：CD34, S-100, desmin, CD99, CK, EMA

简评：

bcl-2：在50%肾透明细胞肉瘤中阳性。

hSNF5/INI1：在细胞核表达，可以用来与横纹肌样瘤相鉴别。

2. 横纹肌样瘤（rhabdoid tumor）

阳性：vimentin, EMA, CK, NSE, S-100, CD99, desmin, Leu-7

阴性：hSNF5/INI1

简评：hSNF5/INI1：hSNF5/INI-1基因的双等位基因灭活，是横纹肌样瘤最重要的分子改变，也是横纹肌样瘤易感综合征最重要的分子改变；在其他肿瘤中多呈阳性。

3. 尤文肉瘤或原始神经外胚层肿瘤（Ewing's tumor / PNET）

阳性：CD99, Fli-1, CK, CD117

阴性：CK34βE12, Desmin, WT-1

简评：

CD99 和 Fli-1：阳性率较高。

CK：阳性率为50%。

CD117：阳性率为25%。

4. 先天性中胚叶肾瘤（congenital mesoblastic nephroma）

阳性：vimentin, SMA, Desmin

阴性：CD34, bcl-2, WT-1

5. 婴儿骨化性肾肿瘤（ossifying renal tumor of infancy）

阳性：vimentin, EMA

阴性：CK

简评：EMA：骨母细胞样细胞可呈阳性。

6. 血管平滑肌脂肪瘤（angiomyolipoma）

阳性：HMB45, Melan-A, Tyrosinase, CD117, SMA, desmin,

caldesmon，calponin，CD68，NSE，S-100，ER，PR

阴性：CK，EMA

简评：

HMB45，melan-A：在诊断血管平滑肌脂肪瘤时有一定特异性，其他阳性标志物不具特异性。

S-100：仅限于散在的脂肪细胞和上皮样细胞阳性。

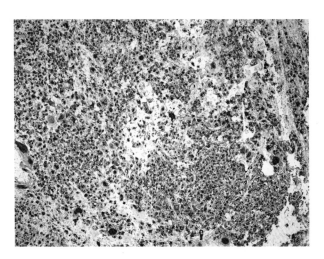

图 9-4 　肾血管平滑肌脂肪瘤　HMB45 阳性

7. 球旁细胞瘤（juxtaglomerula tumor）

阳性：renin，actin，CD34，vimentin，CD117，CD31，SMA

阴性：S-100，CK，HMB45，RCC 标志物

简评：

renin：肾素阳性可以提示球旁细胞瘤的诊断，但是无法与血管球瘤鉴别。与后者鉴别需做电镜。

CK 和 RCC 标志物：球旁细胞瘤呈阴性，可以同肾细胞癌鉴别。

HMB45：球旁细胞瘤呈阴性，可以同血管平滑肌脂肪瘤鉴别。

其他间叶组织肿瘤的免疫表型，请参看"软组织肿瘤"章。

五、肾脏上皮-间质混合性肿瘤（renal tumors of mixed epithelial and stromal conmponents）

1. 囊性肾瘤（cystic nephroma）

阳性：CK7，CK34βE12，CK19，EMA，CD10 CD15，lysozyme，α-ATT，vimentin，SMA，desmin

阴性：CK20

简评：

CK19，EMA：呈远端小管或集合管表型阳性。

CD10，CD15，lysozyme，α-ATT：呈近端小管表型阳性。

vimentin，SMA，desmin：间质成分阳性。

2. 混合性上皮间质肿瘤（mixed epithelial and stromal tumor）

阳性：CK，vimentin，actin，desmin，ER，PR

阴性：S-100，CD34，HMB45

简评：

CK，vimentin：上皮成分阳性。

vimentin，actin，desmin：间质成分阳性。

ER，PR：女性病例常为阳性。

第二节　尿路系统肿瘤

1. 尿路上皮癌（urothelial carcinoma）

阳性：CK7，CK20，CK5/6，CK34βE12，p63

阴性：vimentin，RCC 标志物，PSA

简评：

下述特殊组织学类型尿路上皮癌的免疫组化特点。

伴鳞状分化：CK14 阳性。

伴腺分化：MUC5AC 阳性。

巢状型：与旺炽型 Brunn 巢鉴别，p27 阴性，Ki-67 > 7%，p53>3%。

微乳头型：EMA，CK7，CK20，Leu-M1，CEA，CA125 阳性。

淋巴上皮样癌：AE_1/AE_3，CK7 阳性，CK20 阴性。EBV 和 HPV 检测阴性。

淋巴瘤样或浆细胞样：LCA 等淋巴造血组织标记阴性；CK7，CK20 阳性。

肉瘤样：CK, vimentin 阳性。

伴滋养叶细胞分化：hCG 阳性。

横纹肌样：CK, EMA, Cam5.2 阳性。

未分化癌、大细胞未分化癌或巨细胞癌：CK, Cam5.2, Vimentin 阳性。

2. 尿路上皮原位癌（carcinoma in situ）

阳性：CK20, p53, Ki-67

阴性：CD44

简评：CK20：正常尿路上皮可有表层上皮细胞表达 CK20，原位癌时全层弥漫阳性。

Ki-67：正常尿路上皮仅见于基底层表达，原位癌时全层弥漫表达。

3. 小细胞癌（small cell carcinoma）

阳性：NSE, CgA, Syn, CK, EMA, CK7, p53, Ki-67 指数较高

阴性：CK20, CD44

简评：CD44：阳性率为 7%。

4. 腺癌（adenocarcinoma）

阳性：CK20, villin, CDX2, β-catenin, CK7, CA125, CK34βE12

简评：

CDX2：核阳性。肠道腺癌多呈阳性，故 CDX2 对区分原发或转移价值不大。

β-catenin：80% 的肠道腺癌呈核阳性，尿路上皮发生的癌多呈质阳性。

CK7, CA125：尿路上皮发生的腺癌阳性率不高。

5. 透明细胞腺癌（clear cell adenocarcinoma）

阳性：CK7, CK20, EMA, CEA, CA125, AMACR, Leu-M1, p53

阴性：PSA, PSAP, ER, PR

简评：PSA, PSAP：与前列腺癌鉴别。

6. 肝样腺癌（hepatoid adenocarcinoma）

阳性：AFP, Cam5.2, α-AT, albumin, Hep Par-1, EMA, CEA

7. 脐尿管癌（adenocarcinoma）
阳性：CEA，Leu-M1

8. 绒毛状腺瘤（villous adenoma）
阳性：CK20，CK7，CEA，EMA
简评：EMA：阳性率为 20%。

9. 内翻性乳头状瘤（inverted urothelial papilloma）
阴性：CK20，p53，Ki-67
简评：Ki-67：指数很低。

10. 乳头状瘤（urothelial papilloma）
阳性：CK20（表层细胞阳性）

11. 副节瘤（paraganglioma）
阳性：CgA，Syn，S-100（支持细胞阳性）
阴性：CK，EMA，CK7，CK20

12. 类癌（carcinoid）
阳性：CK，CgA，Syn
阴性：Ki-67
简评：Ki-67：指数低。

13. 炎性肌纤维母细胞瘤（inflammatory myofibroblastic tumor）
阳性：ALK-1，MSA，SMA，vimentin，CK，EMA，desmin
阴性：S-100
简评：CK，EMA，desmin：阳性率不高。

14. 血管周上皮样细胞瘤（PEComa）
阳性：HMB45，melan-A，SMA
阴性：S-100，CK，CgA，Syn
其他间叶组织肿瘤的免疫表型，请参看"软组织肿瘤"章。

第三节　前列腺肿瘤

1. 前列腺腺癌（prostate adenocarcinoma）

阳性：PSA，PSAP，PSMA，AMACR（P504S），AR

阴性：p63，CK34βE12，CK7，CK20

简评：

CK7，CK20：有时阳性。

注：PSA 和 PAP 是比较特异的前列腺上皮标志物；但近年来，在其他一些组织和肿瘤中也观察到它们的表达，应予注意：

可表达 PSA 的正常组织或非肿瘤病变：尿道和尿道旁腺，膀胱（腺性膀胱炎），脐尿管残余，肛腺（男性），中性粒细胞。

可表达 PAP 的正常组织或非肿瘤病变：尿道和尿道旁腺，膀胱（腺性膀胱炎），肛腺（男性），肾小管，胰岛，肝细胞，胃壁细胞，乳腺导管上皮，中性粒细胞。

可表达 PSA 的肿瘤：尿道旁腺癌，膀胱绒毛状腺瘤、腺癌，阴茎Paget 病，涎腺多形性腺瘤、腺癌（男性），成熟畸胎瘤。

可表达 PAP 的肿瘤：膀胱腺癌，肛门（泄殖腔）癌，胃肠道类癌；胰岛细胞瘤，乳腺导管癌，涎腺多形性腺瘤、腺癌（男性）。

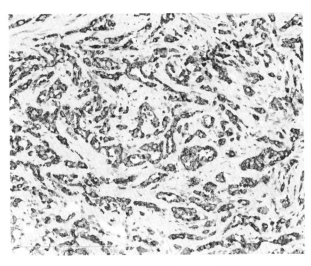

图 9-5　前列腺腺癌　P504S 阳性

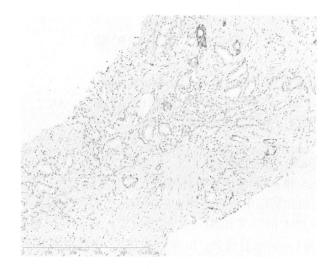

图 9-6　前列腺腺癌　CK34βE 阴性，正常腺管周围的基底细胞阳性

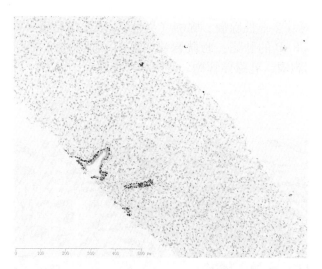

图 9-7　前列腺腺癌　p63 阴性，正常腺管周围的基底细胞阳性

2. 前列腺导管腺癌、导管内癌或伴有宫内膜癌特征的腺癌

阳性：PSA，PSAP

阴性：p63，CK34βE12

简评：p63，CK34βE12：尚有基底细胞的导管，可在基底细胞表达。

3. 前列腺黏液癌（prostate mucous cancer）

阳性：PSA，PSAP

阴性：CEA

4. 前列腺印戒细胞癌（prostate signet ring cell carcinoma）

阳性：PSA，PSAP，CEA

简评：CEA 表达情况有差异。

5. 伴神经内分泌分化的前列腺腺癌、伴 Paneth 细胞样神经内分泌细胞的腺癌

阳性：PSA，PSAP，CgA，Syn

6. 前列腺尿路上皮癌（prostate urothelial carcinoma）

阳性：CK7，CK20，p63，CK34βE12

阴性：PSA，PSAP

7. 前列腺类癌、小细胞癌（prostate cancinoid and small cell carcinoma）　免疫表型同其他部位的类癌或小细胞癌。

8. 前列腺鳞状细胞癌（prostate squamous cell carcinoma）

阳性：p63，CK34βE12

阴性：PSA，PSAP

简评：PSA，PSAP：腺鳞癌可有表达。

9. 基底细胞癌（basal cell carcinoma）

阳性：p63，CK34βE12，bcl-2，Ki-67，S-100

阴性：PSA，CgA

简评：

Ki-67：指数高。

S-100：阳性率不高。

PSA，CgA：可有灶性阳性。

10. 前列腺腺样囊性癌（prostate adenoid cystic carcinoma）

阳性：CK，p63，CK34βE12，CK7，CD44，S-100，SMA，Her-2

阴性：CK20，PSA，PSAP

简评：

p63：主要见于团巢周边细胞。

CK7：主要见于腔面细胞。

S-100, SMA：阳性率不高。

11. 前列腺特异性间质肿瘤（prostate specific interstitial tumors）

阳性：vimentin, CD34, PR, SMA, desmin, actin

阴性：ER

简评：actin：间质肉瘤呈阴性。

12. 叶状肿瘤（phyllodes tumor）

阳性：actin, vimentin, PSA, PAP, p63, CK34βE12, AR, EGFR

阴性：desmin, S-100

简评：

actin, vimentin：间质细胞阳性。

PSA, PAP：腔面上皮细胞阳性。

p63, CK34βE12：基底细胞阳性。

AR, EGFR：间质细胞和腔面上皮细胞可阳性。

desmin, S100：间质细胞阴性。

第四节 睾丸肿瘤

1. 管内生殖细胞肿瘤（IGCNU）

阳性：PLAP, CD117, OCT3/4, p53

简评：

PLAP：细胞质和细胞膜阳性。非肿瘤性精原细胞通常为阴性。

OCT3/4：核阳性（OCT3/4 为干细胞因子受体，其调节因子 NANOG 亦表达阳性）。

2. 精原细胞瘤（seminoma）

阳性：PLAP, CD117, D2-40, hCG

阴性：inhibin, AFP, CD30, CK, CK8, CK18

简评：

PLAP：膜阳性，核周点状阳性。

CD30, CK：偶见灶性阳性。

hCG：滋养叶母细胞样细胞阳性

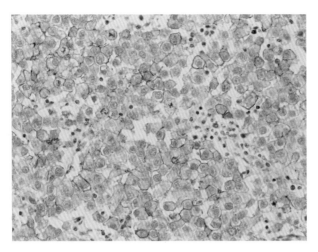

图 9-8　睾丸精原细胞瘤　CD117 阳性

3. 精母细胞型精原细胞瘤（spermatocytic seminoma）

阳性：CK18，SCP1，SSX，XPA

阴性：PLAP， CD117， inhibin， AFP， CD30， CEA， SMA，
desmin，LCA

简评：

CK18：点状阳性。

SCP1，SSX，XPA：生殖细胞成熟阶段标志物可呈阳性。

PLAP，CD117：可有少量细胞阳性。

4. 胚胎癌（embryonal carcinoma）

阳性：CK，CD30，PLAP，p53，AFP，HPL，hCG

阴性：D2-40，EMA，vimentin，CEA

简评：

AFP，HPL，hCG：阳性率不高。

D2-40：偶见局灶阳性。

5. 卵黄囊瘤（yolk sac tumor）

阳性：AFP，CK，Cam5.2，α-ATT，白蛋白，铁蛋白。

简评：AFP，CK：阳性率不高。

6. 滋养叶细胞肿瘤（trophoblastic tumors）
阳性：hCG，α-inhibin，HPL，EMA，CK，PLAP
简评：
HPL：中间型滋养叶细胞阳性。
PLAP：阳性率 50%。

7. 睾丸间质细胞瘤（Leydig cell tumor）
阳性：α-inhibin，vimentin，S-100，CK
简评：S-100，CK：阳性率不高。

8. 睾丸支持细胞瘤（sertoli cell tumor）
阳性：vimentin，CK，EMA，α-inhibin，S-100
阴性：PLAP，AFP，hCG，CEA
简评：α-inhibin，S-100：阳性率不高。

9. 睾丸颗粒细胞瘤（granulosa cell tumor）
阳性：α-inhibin，vimentin，SMA，CD99，calretinin，CK，desmin，S-100
简评：CK，desmin，S-100：阳性率不高。

10. 睾丸卵泡膜瘤或纤维瘤（thecoma / fibroma）
阳性：vimentin，SMA，CK，desmin，S-100
阴性：α-inhibin，CD99

11. 睾丸性腺母细胞瘤（gonadoblastoma）
阳性：PLAP，CD117，α-inhibin，WT-1，p53
简评：
PLAP，CD117：（管内）生殖细胞成分。
α-inhibin，WT-1：性索间质成分。

12. 腺瘤样瘤（adenomatoid tumor）和恶性间皮瘤
阳性：CK，EMA，calretinin，HBME-1，vimentin
阴性：CEA，CD34，FⅧ
简评：
CEA：与腺癌鉴别。
CD34，FⅧ：与脉管肿瘤鉴别。

13. 附睾腺癌（adenocarcinoma of epididymis）
阳性：CK，EMA
阴性：CEA，CD34，FⅧ，CEA，PSA，LCA，S-100

14. 附睾乳头状囊腺瘤（papillary cystadenoma of epididymis）
阳性：CK，EMA，Cam5.2

15. 黑色素神经外胚叶瘤（melanotic neuroectodermal tumor）
阳性：CK，HMB-45，S-100，NSE，Syn，GFAP，desmin
简评：
GFAP，desmin：阳性率不高。

（李甘地）

第十章 儿童肿瘤

1. 神经母细胞瘤和相关肿瘤 神经母细胞瘤、节细胞神经母细胞瘤和神经节瘤是肾上腺及交感神经系统来源的肿瘤，源自神经脊的神经外胚层。

阳性：神经内分泌标志物，包括 NSE，Leu7，PGP9.5（protein gene product 9.5），GD2（a ganglioside on human NB cell membranes），NB84（an antibody to NB lines），SYN，CgA，NF，CD56，CD57，S-100 等

阴性：vimentin，desmin，myogenin，Myo-D1，keratins，CD99

提示预后：TRK-A，CD44，Ki-67，REPP 86，bcl-2，bax 蛋白

简评：

神经内分泌标志物：以上列举的神经内分泌标志物均为阳性，敏感性和特异性不等。NSE，CD56，CD57，PGP9.5 敏感性高；Syn，CgA，NF 特异性更高。

S-100：无髓鞘神经纤维间质 S-100 阳性。

Ki-67 和 REPP 86：细胞增殖标志物，高表达提示预后差，表达系数低提示生存期长。

CD44：在分化好的肿瘤中表达，不表达提示预后差。

bcl-2，bax：蛋白：与化疗反应性相关，或许对评估预后有用。

TRK-A：表达提示预后好。

ALK：超过 90% 的神经母细胞类肿瘤 ALK 阳性，具体意义不详。在鉴别大细胞间变淋巴瘤时易造成误解。

2. 横纹肌肉瘤 横纹肌肉瘤是儿童最常见的软组织肿瘤。

阳性：myogenin，Myo-D1，myoglobin，vimentin，MSA（muscle-specific actin），desmin

阴性：CD99

简评：

myoglobin：最特异的骨骼肌分化标志物，敏感性低，横纹肌肉瘤阳性者不足一半。

myogenin 和 Myo-D1：隶属于肌源性转录调节蛋白家族，标记正常横纹肌纤维、横纹肌肿瘤、及伴有横纹肌分化的肿瘤成分，是比

desmin、actin 等结构蛋白更早期的横纹肌源性标志物，特异性高。必须注意的是，Myo-D1 细胞核染色阳性。在许多非肌源性肿瘤，如神经母细胞瘤等的肿瘤细胞质内可见着色，不要误判为阳性。

MSA（muscle-specific actin）和 desmin：敏感性高，特异性差。平滑肌及肌纤维母细胞均可阳性。

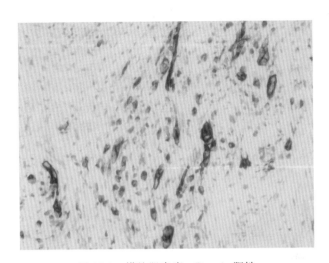

图 10-1　横纹肌肉瘤　Desmin 阳性

3. 尤文肉瘤或原始神经外胚层肿瘤（ES/PNET）　尤文肉瘤/原始神经外胚层肿瘤是儿童最常见的骨和软组织肿瘤之一，有明显的分子生物学异常。

阳性：CD99，FLI-1，vimentin，Syn，Nse

阴性：LCA，actin

简评：

CD99：包括 O13、12E7、HBA-71 等各种抗体。85%～95%的尤文肉瘤或原始神经外胚层肿瘤（ES/PNET）阳性，阳性位置在细胞膜上。急性淋巴母细胞性淋巴瘤或白血病、粒细胞肉瘤、间叶性软骨肉瘤、滑膜肉瘤、血管肿瘤等恶性肿瘤也可出现 CD99 阳性。

FLI-1：染色体异位 t（11；22）（q24；q12）形成的融合蛋白 *EWS-FLI*1/1 过表达。超过 70%的 ES/PNET 阳性，90%的淋巴母细胞性淋巴瘤和血管肿瘤阳性，阳性位置在细胞核。

p53：提示预后差。

p16：提示临床生物学行为进展。

LCA：总是阴性，与淋巴母细胞性淋巴瘤鉴别。

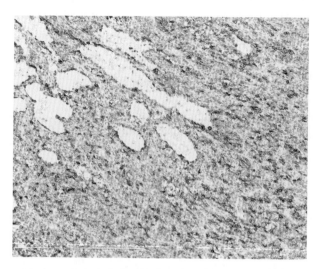

图 10-2　尤文肉瘤或原始神经外胚层肿瘤　CD99 阳性

4. 促纤维增生性小圆细胞恶性肿瘤

阳性：上皮及间叶标志物均为阳性，包括 vimentin，CK，EMA，desmin，NSE，WT-1，等

阴性：myogenin，myo-D1

简评：

Vimentin：约 100% 阳性。

keratin：约 90% 阳性。

EMA：约 90% 阳性。

desmin：胞质弥漫阳性或点状阳性，阳性率超过 90%。

WT-1：约 90% 阳性。

NSE：阳性率 79%。

CD99：阳性率不足 30%，通常缺乏细胞膜阳性。

Syn、CgA、GFAP、S-100：很少阳性。

5. 恶性横纹肌样瘤

阳性：vimentin，CK，EMA，MSA，desmin，CD99，NSE，Syn 等

阴性：myogenin，myoglobin，HMB45，CgA，CD34

简评：

vimentin：弥漫强阳性，100% 阳性。

CK 或 EMA 等上皮标志物：至少有一个局灶阳性。

desmin、S-100 等间叶标志物：至少有一个阳性。

NSE、Syn、CD99 等神经外胚层标志物：至少有一个阳性。

6. Wilm 瘤

阳性：imentin，CK，EMA，MSA，desmin，CD99，NSE，Syn 等

阴性：CD99

提示预后：p53，CD44，Ki-67，bcl-2 等。

简评：

WT-1：母细胞分化的部分和局灶早期上皮分化的细胞核阳性。

vimentin：母细胞分化的部分阳性表达。

desmin：母细胞分化的部分阳性。

myogenin、Myo-D1：母细胞分化的部分阴性，横纹肌分化的部分阳性。

CK：成熟的上皮成分表达角蛋白，母细胞分化的部分局灶表达。

NSE、Syn、CgA：阳性

P53：间变性 Wilm 瘤 73%～100% 阳性。

7. 骨肉瘤

阳性：osteocalcin，ALP，VIM，CK，EMA，MSA，desmin，4 型胶原，S-100，CD99，十三因子等

提示预后：Her-2/ERBB2，p53，Ki-67，PCNA，survivin 等

简评：

Her-2/ERBB2：阳性提示预后差，易发生肺转移。

survivin：核阳性提示患者生存期长。

（陈　杰　常晓燕）

第十一章 妇产科疾病

第一节 子宫肿瘤

一、子宫体肿瘤

1. 子宫内膜间质肿瘤

阳性：CD10，SMA（局灶）

阴性：desmin，h-caldesmon，oxyphylin

简评：

CD10：也被称为急性淋巴母细胞性白血病抗原（CALLA）。在女性生殖道中，CD10 的表达见于子宫内膜间质、宫颈管腺体周围的间质、卵巢的卵泡膜细胞和黄素化间质细胞、中肾管残余、滋养叶细胞等。CD10 曾被认为可用于鉴别子宫间质肉瘤和平滑肌肿瘤，子宫内膜间质肉瘤 CD10 弥漫阳性，而良性平滑肌瘤常为阴性。但近年来多项研究报道 CD10 在富于细胞的平滑肌瘤和平滑肌肉瘤中均可呈阳性表达。但总体上平滑肌肿瘤中 CD10 表达的强度和范围均不如子宫内膜

图 11-1　子宫内膜间质肉瘤　CD10 阳性

间质肉瘤。CD10 染色结果的诠释一定要结合形态学，并与其他标志物联合使用，在实际工作中切忌仅凭 CD10 阳性即诊断为子宫内膜间质肉瘤。

2. 子宫平滑肌瘤

阳性：desmin，SMA，h-caldesmon，oxyphylin

阴性：CD10（或部分+），p16

简评：

desmin（结蛋白）：是一种分子量为 50~55kD 的中间丝蛋白。子宫平滑肌瘤、富于细胞的平滑肌瘤、上皮样平滑肌肿瘤、平滑肌肉瘤中 desmin 均为阳性，且多为弥漫强阳性。而子宫内膜间质肉瘤中 desmin 一般阴性或散在阳性。当子宫内膜间质肉瘤伴有平滑肌分化时，在具有平滑肌分化的细胞内 desmin 可阳性。

SMA（平滑肌肌动蛋白）：子宫平滑肌肿瘤中 SMA 阳性，但子宫内膜间质肉瘤中 SMA 也可以出现局灶阳性，少数情况下甚至为弥漫阳性。因此在平滑肌肿瘤和子宫内膜间质肿瘤的鉴别诊断中 SMA 价值有限。

h-caldesmon（高分子量钙调结合蛋白）：是一种与钙调蛋白、原肌球蛋白和肌动蛋白结合的蛋白，可调节平滑肌细胞的收缩。子宫平滑肌肿瘤 h-caldesmon 阳性，与 desmin 相比，h-caldesmon 的特异性更高，而 desmin 的敏感性更高。需注意的是某些平滑肌肉瘤不表达 h-caldesmon，而子宫内膜间质肉瘤伴有平滑肌分化的区域可呈 h-caldesmon 阳性，因此在解释免疫组化结果时必须密切结合形态学。

oxyphylin 受体（缩宫素受体）：缩宫素受体在平滑肌瘤、富于细胞的平滑肌瘤、平滑肌肉瘤中都有较强表达，而在子宫内膜间质肉瘤中阴性，可用于子宫平滑肌肿瘤和间质肿瘤的鉴别。

3. 子宫平滑肌肉瘤

阳性：desmin，SMA，h-caldesmon，oxyphylin，p16，p53，MIBI

阴性：CD10（或部分+）

简评：p53，MIBI，p16：免疫组化在子宫平滑肌瘤和平滑肌肉瘤的鉴别诊断中作用有限。总体来说平滑肌肉瘤中 p53 和 MIB1 表达比平滑肌瘤强，但 ER/PR 和 bcl-2 的表达比平滑肌瘤弱，这两组抗体的表达具参考意义。p16 在子宫平滑肌瘤和平滑肌肉瘤的鉴别诊断中可能有一定作用。在平滑肌瘤、恶性潜能未定的平滑肌肿瘤和平滑肌肉瘤中，p16 的阳性表达率分别为 12%，21% 和 57%。平滑肌瘤和恶性潜能未定的平滑肌肿瘤中的 p16 染色与平滑肌肉瘤相比，无论在染色强度和阳性率上都有显著差别。

表 11-1　子宫内膜间质肿瘤和平滑肌肿瘤的免疫组化特征

	SMA	desmin	h-caldesmon	缩宫素受体	CD10
子宫内膜间质肿瘤	局灶+	-/局灶+	-	-	弥漫+
平滑肌肿瘤	弥漫+	弥漫+	弥漫+	弥漫+	-或部分+

4. 子宫内膜腺癌　可分为两型：Ⅰ型以内膜样腺癌为代表，Ⅱ型以浆液性癌和透明细胞癌为代表。两型子宫内膜癌具有不同的生物学行为、临床特征和预后特点，二者的鉴别十分重要。

（1）Ⅰ型子宫内膜腺癌

阳性：ER，PR，vimentin，Ki-67

阴性：p53，CEA，p16

简评：

ER/PR：子宫内膜样腺癌，尤其是分化好的Ⅰ级和Ⅱ级的内膜样腺癌中 ER/PR 多为阳性，需要注意的是高级别子宫内膜样腺癌中 ER/PR 也可为阴性。

vimentin：子宫内膜样腺癌呈胞质弥漫阳性，而子宫颈腺癌 Vimentin 多为阴性。

Ki-67：表达于细胞周期非 G0 期的增殖细胞，阳性染色定位于细胞核。Ⅰ型子宫内膜腺癌 Ki-67 指数多为低~中等。

单克隆 CEA（癌胚抗原）：CEA 单克隆抗体在子宫内膜腺癌中多为阴性或局灶阳性，阳性染色一般位于腺腔腔面；而在宫颈腺癌中阳性率较高，其阳性染色强，位于腺腔的腔面和细胞质。需要注意的是子宫体内膜样腺癌中伴有鳞化的区域可呈 CEA 阳性。

p16：是细胞周期 G1-S 周期调控点的重要调控者，在子宫体内膜样腺癌中呈阴性或仅局灶阳性表达，而在宫颈腺癌一般 p16 弥漫阳性，与高危型 HPV 感染密切相关，可作为高危型 HPV 感染的信号，故可鉴别宫颈腺癌和子宫内膜样腺癌；但需要注意，宫颈的中肾管癌、透明细胞癌、微偏腺癌可呈 p16 阴性，而子宫内膜样腺癌中的鳞化区域 p16 可呈阳性。

表 11-2　　子宫体内膜样腺癌与子宫颈腺癌的鉴别诊断

	子宫体内膜样腺癌	子宫颈腺癌
CEA（单克隆）	-或局灶+	弥漫+或局灶+
vimentin	弥漫+	-
ER/PR	弥漫+	-或局灶+
p16	-或局灶+	弥漫+

（2）Ⅱ型子宫内膜腺癌

阳性：p53，p16，CEA，Ki-67

阴性：ER，PR，vimentin

简评：

p53：绝大多数子宫浆液性癌有 p53 过度表达，表现为弥漫强阳性。在子宫内膜样腺癌 1 级和 2 级、子宫内膜不典型增生中，p53 弱表达或不表达。仅 10%～20% 的子宫内膜样腺癌有 p53 的过度表达，多为高级别。

p16：子宫浆液性癌 p16 弥漫阳性，这种阳性表达与人乳头状瘤病毒（HPV）无关，而是一种与 HPV 感染不相关的机制导致了 p16 的过表达。

Ki-67：Ⅱ型子宫内膜腺癌一般 Ki-67 指数较高。

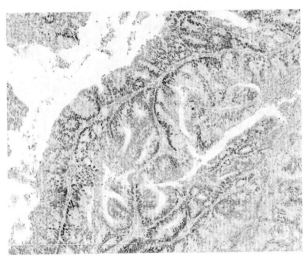

图 11-2　子宫内膜Ⅰ型腺癌　ER 阳性

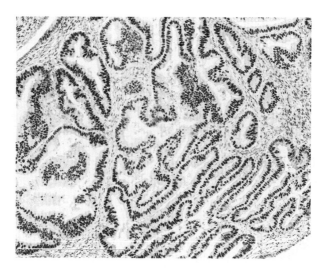

图 11-3　子宫内膜 I 型腺癌　PR 阳性

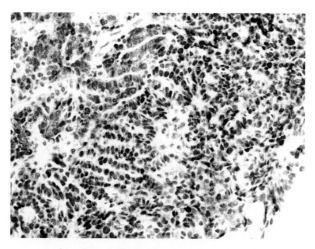

图 11-4　子宫内膜 II 型腺癌　p53 阳性

（3）子宫血管周上皮样细胞肿瘤（PEComa）

阳性：HMB45，melan-A，MiTF，desmin（部分+），SMA/MSA

阴性：CD10

简评：

HMB45：PEComa 表达 HMB45，也可表达其他黑色素标记如 melan-

A 和 MiTF。需要注意的是上皮样平滑肌肿瘤中也可出现 HMB45 阳性，阳性多为局灶性，其中胞质透亮的细胞更易出现 HMB45 阳性。

Desmin：PEComa 中约 49% 表达 desmin。

SMA/MSA：73% 的 PEComa 可表达 SMA，36% 的病例可表达 MSA。

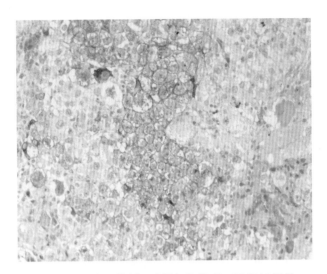

图 11-5　子宫血管周上皮样细胞肿瘤　HMB45 阳性

（4）类似卵巢性索肿瘤的子宫肿瘤（uterine tumors resembling ovarian sex cord tumors，UTROSCT）

阳性：广谱上皮标志物（PanCK，AE1/AE3），CK7，desmin，SMA，h-caldesmon，α-inhibin，CD99，calretinin

阴性：CD10

简评：UTROSCT 可分为两型，Ⅰ型是子宫内膜间质肿瘤伴有性索样成分，这一组肿瘤具有典型的子宫内膜间质肿瘤形态，但部分区域的形态类似卵巢性索样肿瘤。Ⅱ型肿瘤完全由性索样成分组成。文献报道中性索样区域的免疫表型各不相同，可以表达广谱上皮标志物、CK7、平滑肌标记。部分病例也可表达 α-抑制素（α-inhibin）、CD99、calretinin 等性索-间质肿瘤相关的标志物。

二、子宫颈肿瘤

1. 子宫颈鳞状上皮内瘤变（CIN）

阳性：Ki-67，p16，p63

阴性：CK17

简评：

Ki-67（MIB1）：可用于高级别 CIN 与鳞状上皮萎缩、移行上皮化生、未成熟鳞化的鉴别。在正常宫颈鳞状上皮中，Ki-67 阳性染色主要局限于基底层和基底旁细胞。鳞状上皮萎缩、移行上皮化生和未成熟鳞化中 Ki-67 的阳性也主要局限于基底层和基底旁细胞。在 CIN 1 中 Ki-67 主要表达在鳞状上皮的下 1/3，随着 CIN 级别的升高，Ki-67 的表达呈增强趋势。在 CIN Ⅲ 级中，全层鳞状上皮均有 Ki-67 染色。

p16：正常宫颈组织、萎缩宫颈、移行上皮化生、未成熟鳞化中 p16 蛋白均为阴性，而在高危型 HPV 相关的病变中 p16 可呈弥漫强阳性，阳性表达定位于细胞核和细胞质。在低级别 CIN 中，p16 阳性局限于鳞状上皮的下 1/3 层。高级别 CIN 中 p16 蛋白表达增高，且在鳞状上皮的上 2/3 层中均可见表达。

p63 和 CK17：联合运用 CK17、p63 和 p16 有助于鉴别非典型未成熟鳞化和 CIN Ⅲ。非典型未成熟鳞化 CK17+，p63+，p16-，而 CIN Ⅲ 中 CK17-，但 p63+，p16+。

表 11-3　子宫颈鳞状上皮内瘤变及其鉴别诊断中常用的免疫组化标记

	正常宫颈鳞状上皮	CIN	非典型未成熟鳞化	萎缩或移行上皮化生
Ki-67	局限于副基底细胞	上皮层内强/弥漫阳性	局限于副基底细胞	染色减弱
p16	-	+	-	-
p63	-	+	+	-
CK17	阳性染色局限于副基底细胞	-	+	-

2. 宫颈微偏腺癌

阳性：CEA，HIK108，SMA

阴性：ER，p16

简评：

CEA 单克隆抗体：微偏腺癌中 CEA 单克隆抗体呈胞质阳性，而正常或增生的宫颈腺体 CEA 一般阴性。需引起注意的是部分微偏腺癌可呈 CEA 阴性，而增生的宫颈腺体有时会出现 CEA 腔面阳性。

HIK1083：正常的宫颈腺体 HIK1083 阴性，而微偏腺癌中有一定

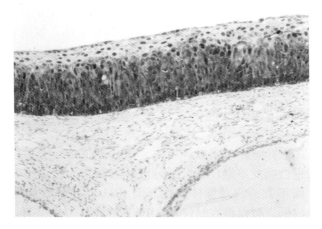

图 11-6　宫颈 CIN2　p16 阳性

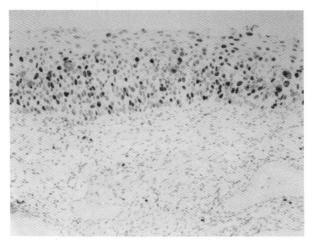

图 11-7　宫颈 CIN2　Ki-67 阳性

的阳性率，故可用于两者的鉴别诊断。需要注意的是分叶状宫颈腺体增生 HIK1083 也可阳性。

ER/SMA：ER 和 SMA 的联合运用有助于鉴别微偏腺癌和良性增生性宫颈腺体。在正常和增生的宫颈腺体周围，间质呈 ER 阳性，多为 SMA 阴性。而在微偏腺癌中，周围间质反应性增生，间质细胞多为

ER 阴性，而 SMA 阳性的肌纤维母细胞增多。

p16：正常的宫颈腺体一般 p16 阴性或仅有局灶阳性，而大部分肿瘤性宫颈腺体中由于存在高危型 HPV 感染，表现为 p16 阳性。但宫颈微偏腺癌的发病机制与高危 HPV 感染无明确相关性，多呈 p16 阴性。

3. 宫颈腺癌

阳性：CEA，p16，Ki-67，p53

阴性：CK17，ER，PR

简评：

CEA：宫颈腺癌需与微腺体增生、中肾管增生、层状宫颈腺体增生等一系列良性病变鉴别。在大部分宫颈腺癌和原位腺癌中，CEA 呈胞质阳性，而正常的宫颈腺体阴性。但 CEA 的敏感性和特异性均有限，如分化好的宫颈腺癌有时仅存在 CEA 的局灶阳性，而正常宫颈腺体伴鳞化时也可呈 CEA 阳性。放疗所致的宫颈异型腺体中 CEA 也可有局灶胞质阳性。

Ki-67：宫颈良性腺上皮病变中的 Ki-67 表达较低，而腺癌中 Ki-67 呈中等强度阳性或强阳性。Cina 等报道腺癌中（除了微偏腺癌）Ki-67 指数一般>11%。

p53：大部分宫颈良性腺体病变中 p53 阴性，而微腺体增生是个例外。在原位腺癌和浸润性腺癌中，50%以上的病例有 p53 表达。

ER/PR：子宫颈腺癌 ER/PR 阴性或仅有局灶阳性。

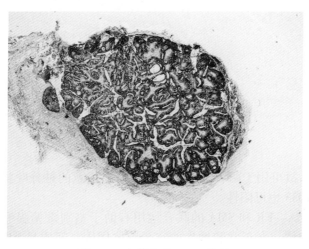

图 11-8　宫颈腺癌　CEA 阳性

第二节　卵　巢　肿　瘤

一、卵巢上皮性肿瘤的免疫组化

1. 浆液性肿瘤

阳性：CK7，CA125，WT-1，ER（50%+），PR，CD99

阴性：CK20

简评：WT-1：浆液性癌 WT-1 弥漫强阳性，阳性染色定位于细胞核，而大部分透明细胞癌、黏液性癌、内膜样癌 WT-1 均为阴性。

表 11-4　　低级别和高级别浆液性癌的免疫组化鉴别诊断

	低级别浆液性癌	高级别浆液性癌
p53	−或局灶+	弥漫+
p16	−或局灶+	弥漫+
Ki-67	低	中−高
ER	++	+
PR	+	−

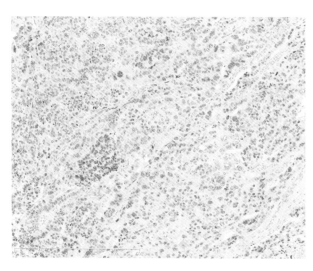

图 11-9　卵巢浆液性乳头状囊腺癌　WT-1 阳性

2. 黏液性肿瘤　卵巢交界性和恶性黏液性肿瘤包括肠型和宫颈内膜型，两种亚型的免疫表型不同，如表11-5。

表11-5　肠型和宫颈内膜型黏液性肿瘤的免疫表型

	卵巢黏液性肿瘤（肠型）	卵巢黏液性肿瘤（宫颈内膜型）
CK7	弥漫+或局灶+	弥漫+
CK20	-，局灶或弥漫+	-
CEA	常+	-
CDX2	常+	-
villin	常+	-
ER/PR	-	+
CA125	-	+

3. 子宫内膜样腺癌

阳性：CK7，vimentin，ER，PR，EMA，CD99

阴性：CK20，CDX2，p53，WT-1，α-inhibin，calretinin

简评：

vimentin：多数卵巢子宫内膜样腺癌呈现细胞核旁或胞质内

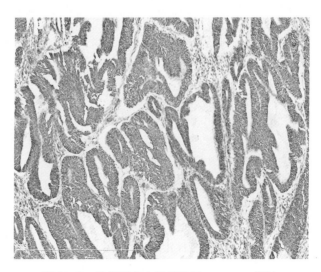

图 11-10　卵巢子宫内膜样腺癌　vimentin 阳性

vimentin 阳性。

α-inhibin 和 calretinin：部分子宫内膜样腺癌可有类似性索-间质肿瘤样的区域，但肿瘤细胞表达 EMA，而不表达 α-inhibin 和 calretinin，可与性索-间质肿瘤鉴别。

CK20 和 CDX2：可与来源于肠道的转移性癌鉴别。

4. 透明细胞肿瘤

阳性：CK7，EMA，CD15，HNF1β，CD99，OCT4（部分）

阴性：CK20，CD10，RCC

简评：HNF1β：最近有报道 HNF1β（肝细胞核因子 1β）在卵巢透明细胞癌中阳性，而在其他类型卵巢癌中多为阴性。

5. 移行细胞肿瘤

（1）Brenner 瘤

阳性：CK7，CK20，uroplakin Ⅲ，thrombomodulin，p63

阴性：vimentin

（2）恶性 Brenner 瘤和移行细胞癌

阳性：CK7，CA125，WT-1

阴性：uroplakin Ⅲ，thrombomodulin，p63

简评：CK20，uroplakin Ⅲ，thrombomodulin：阳性率文献报道不一，部分研究显示 Brenner 瘤中 CK20、uroplakin Ⅲ、thrombomodulin 呈阳性表达，而移行细胞癌一般阴性表达，这一组标志物有助于鉴别卵巢原发性移行细胞癌和泌尿道移行细胞癌转移至卵巢。

p63：最近有文献报道在良性和交界性 Brenner 瘤中 p63 阳性，而大部分恶性 Brenner 瘤和移行细胞癌中 p63 为阴性。

表 11-6　卵巢上皮性肿瘤的免疫表型

	CK7	CK20	WT-1	vimentin
浆液性肿瘤	+	−	+	有时+
黏液性肿瘤	+	+（肠型）	−	−
内膜样肿瘤	+	−	−	+
透明细胞肿瘤	+	−	−	−
移行细胞肿瘤	+	−	+	−

6. 卵巢原发性癌和转移性癌的鉴别 卵巢原发性癌经常需要与来自消化道（胃、肠、阑尾、胆道、胰腺等）、女性生殖系统、乳腺、肺的转移性癌鉴别，免疫组化在鉴别诊断起到重要作用。

简评：

（1）卵巢癌与转移性胃癌的鉴别

CK7/CK20：卵巢原发性癌绝大部分（约95%）呈 CK7+/CK20-的表型，仅肠型黏液性肿瘤可呈 CK7+/CK20+。Chu 等报道胃癌中37%的病例 CK7-/CK20+，25%的病例 CK7+/CK20-，25%的病例 CK7-/CK20-，13%的病例 CK7+/CK20+。因此 CK7/CK20 可用于部分胃癌与卵巢癌的鉴别。

CA125：是一种高分子量糖蛋白，可被单克隆抗体 OC125 所识别。卵巢非黏液性癌 CA125 多为阳性，而在消化道来源的转移性癌中，CA125 一般阴性。在鉴别诊断中要注意，乳腺、女性生殖系统、胰腺、肺、甲状腺等来源的转移性癌 CA125 也可阳性。

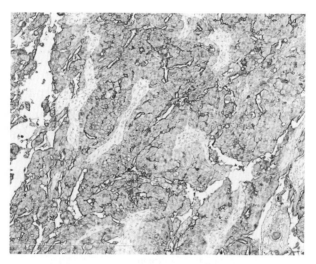

图 11-11　卵巢癌　CA125 阳性

（2）卵巢癌与转移性结直肠癌（包括阑尾）的鉴别

CK7/CK20：卵巢原发性癌绝大部分（约95%）呈 CK7+/CK20-的表型，仅肠型黏液性肿瘤可呈 CK7+/CK20+，但其中 CK20 的阳性一般为灶区阳性。而在结直肠癌中95%呈 CK7-/CK20+，5%呈 CK7+/CK20+。因此运用 CK7/CK20 和其他抗体对卵巢原发性癌和转移性癌的鉴别有较大帮助。

CDX2：CDX2基因编码一种在小肠和大肠的发育和分化中起重要作用的转录因子。结直肠癌常表现为CDX2弥漫核阳性，卵巢内膜样腺癌中很少表达CDX2，可用于两者的鉴别诊断。但在卵巢黏液性肿瘤，尤其是肠型黏液性肿瘤中CDX2也可为阳性，在鉴别诊断中要与其他抗体联合运用。

CA125：是一种高分子量糖蛋白，卵巢浆液性癌、内膜样腺癌CA125阳性，而在消化道来源的转移性癌中，CA125一般阴性。

MUC5AC：黏液素（mucin）是一类具有复杂糖基结构的大分子糖蛋白，目前已得到20余种黏液素的基因和蛋白序列，MUC5AC是其中一种。结直肠癌转移至卵巢者MUC5AC阴性，而卵巢原发性腺癌MUC5AC阳性。

（3）卵巢癌与转移性肺癌的鉴别

TTF-1（Thyroid transcription factor-1）：是一种分子量为38kD的核蛋白。在甲状腺滤泡上皮和肺的Ⅱ型上皮、Clara细胞中均有表达。文献报道约63%的非小细胞肺癌表达TTF-1，可见于75%的非黏液型肺腺癌、40%的肺大细胞癌，90%的肺小细胞癌，而肺鳞状细胞癌不表达TTF-1。故TTF-1可用于肺癌转移至卵巢和卵巢原发性腺癌的鉴别诊断。但最近文献报道卵巢浆液性癌、卵巢内膜样腺癌、子宫颈腺癌、子宫内膜样腺癌中均可有TTF-1表达，但表达多为局灶性，需在鉴别诊断中引起注意。

SPA（surfactant proteins A）：肺腺癌中约45%表达SPA，而卵巢癌一般不表达SPA。

ER/PR：染色可能在鉴别诊断中起到一定作用，卵巢癌中约40%呈ER/PR阳性，而肺癌一般不阳性。

（4）卵巢癌与转移性乳腺癌的鉴别

GCDFP-15：是乳腺癌的标志物，多数乳腺癌GCDFP-15阳性，而卵巢癌阴性。该标志物阳性还可见于腮腺、汗腺和前列腺。由于汗腺肿瘤和腮腺肿瘤转移至卵巢者罕见，因此GCDFP-15阳性可支持乳腺癌转移至卵巢，但30%~40%的乳腺癌GCDFP-15阴性，因此该标志物阴性不能排除乳腺癌转移。

Mammaglobin：是乳腺癌的标志物，且特异性较GCDFP15强。但最近有文献报道宫颈和内膜腺癌中也可呈Mammoglobin阳性。原发性卵巢癌中的Mammoglobin表达情况目前尚不明确。

WT-1：可用于卵巢浆液性癌与转移性乳腺癌的鉴别诊断。

ER/PR：40%的原发性卵巢癌ER/PR$^+$，但在女性生殖道、乳腺等处起源的转移性癌也可ER和PR阳性，而其他部位来源的转移性癌一般 ER 和 PR 阴性。

（5）卵巢癌与转移性胰腺癌的鉴别

免疫组化在鉴别卵巢原发性癌与转移性胰腺癌中的作用有限。Chu 等报道显示胰腺癌中 62% 呈 CK7+/CK20+，30% 呈 CK7+/CK20-，8% 呈 CK7-/CK20-。最近报道肿瘤抑制基因 Dpc4 可能有一定的作用，55% 的胰腺癌中 Dpc4 基因失活，导致该基因表达丧失，而卵巢癌 Dpc4 阳性。因此当 Dpc4 阴性时有助于胰腺癌的诊断，而阳性对鉴别诊断没有帮助。

（6）卵巢癌与转移性宫颈癌的鉴别

p16：宫颈腺癌转移至卵巢有时与卵巢原发性黏液性癌或内膜样腺癌较难鉴别，p16 在鉴别诊断中可起到一定的作用。宫颈腺癌中 p16 常呈弥漫阳性，目前的研究显示良性和交界性卵巢肿瘤 p16 罕见表达，而卵巢癌中低表达。

ER/PR：卵巢内膜样腺癌和浆液性腺癌均有较高的 ER/PR 阳性率，而宫颈腺癌一般 ER/PR 阴性。

（7）卵巢癌与转移性肾透明细胞癌的鉴别

肾脏透明细胞癌表达 CD10，RCC，vimentin，而卵巢透明细胞癌 CD10-，RCC-，vimentin-，CK7+，CA125+，ER 和 PR 可能+。

7. 卵巢浆液性腺癌和间皮瘤的鉴别

（1）支持间皮来源的标志物

calretinin：是一种分子量为 29kD 的钙结合蛋白。该抗体在间皮瘤的阳性表达率为 75%~100%，阳性定位于细胞浆和细胞核。文献报道中约 8%~38% 的浆液性癌可呈 Calretinin 阳性，因此在鉴别诊断中一定要结合 HE 形态及其他标志物。

D2-40：D2-40 可用于标记原发性肿瘤中的淋巴管。淋巴管肿瘤和部分血管肿瘤也可表达 D2-40。D2-40 在肺腺癌和胸膜间皮瘤的鉴别诊断中非常有价值。腹膜间皮瘤中 D2-40 的阳性率为 90% 以上，阳性染色定位于细胞膜，尤其是腺样结构和乳头结构的游离面。D2-40 在浆液性癌中的阳性率文献报道不一，为 13%~65%，提示该标志物在腹膜间皮瘤和浆液性癌鉴别诊断中的价值有限。

CK5/6：腹膜上皮样间皮瘤中 CK5/6 的阳性率为 53%~100%，但浆液性癌中也有约 1/3 表达 CK5/6。因此该标志物在盆腹腔间皮瘤和浆液性癌鉴别诊断中的价值有限。

WT-1：WT-1 在间皮瘤中的阳性率为 93%，阳性信号定位于细胞核，但在苗勒管上皮来源的卵巢浆液性癌、移行细胞癌中 WT-1 也呈阳性表达。因此在盆腹腔间皮瘤和浆液性癌的鉴别诊断中 WT-1 价值有限。

（2）支持浆液性腺癌的标志物

Ber-EP4：该单克隆抗体识别上皮细胞黏附分子（Ep-CAM），在浆液性癌中的阳性率为 50%～100%，而在上皮样间皮瘤中的阳性率为9%～13%。浆液性癌中 Ber-EP4 的阳性强而弥漫，而在上皮样间皮瘤中多为阴性或局灶弱阳性，提示在浆液性癌与间皮瘤的鉴别诊断中，Ber-EP4 是一个非常有价值的标志物。

ER/PR：文献报道浆液性癌中的 ER 阳性率不同，为 50%～100%，可能与所用的抗体不同相关。而间皮瘤中 ER 阳性者罕见，因此 ER 可以用于浆液性癌和间皮瘤的鉴别诊断。PR 在浆液性癌中的阳性率较ER 低，且强度较弱。

MOC-31：是一种识别上皮细胞黏附分子（Ep-CAM）的单克隆抗体。该抗体在大多数癌中呈阳性反应，阳性强而弥漫，而在上皮样间皮瘤中罕见表达，因此是目前癌和间皮瘤鉴别诊断中即具敏感性，又具特异性的抗体。

CD15（Leu-M1）：30%～80% 的浆液性癌表达 CD15，而间皮瘤中CD15 一般为阴性。但近来也有作者报道浆液性癌的 CD15 阳性率仅56%，CD15 在浆液性癌中的低敏感性提示该标志物在浆液性癌和间皮瘤中的鉴别诊断价值有限。

CEA：80% 的肺腺癌 CEA 阳性，而间皮瘤很少表达 CEA，因此在肺腺癌与上皮样恶性间皮瘤的鉴别诊断中 CEA 有非常重要的作用。文献报道浆液性腺癌中 CEA 的阳性率 0%～69% 不等，结果的差异可能与使用的不同 CEA 抗体的敏感性和特异性不同有关，因此在浆液性腺癌与恶性间皮瘤的鉴别诊断中，CEA 的价值有限。

二、卵巢性索-间质肿瘤的免疫组化诊断

卵巢的性索-间质肿瘤包括各种类型，每一类型均有其独特的组织病理学特征。但性索-间质肿瘤也必须与一些形态学相似的肿瘤进行鉴别诊断。除了形态学上的鉴别，免疫组化在鉴别诊断中可起到非常重要的作用。以下是性索-间质肿瘤中常用的标志物。

1. 卵巢纤维瘤、纤维卵泡膜瘤、硬化性间质瘤

阳性：calretinin，α-inhibin（有时），A103，CD10，vimentin，SMA

简评：calretinin：卵泡内膜细胞、门细胞和黄素化间质细胞可表

达 calretinin，阳性染色定位于细胞核和细胞质。与 α-抑制素相比，calretinin 的敏感性更高，在纤维瘤中，α-抑制素常仅为局灶阳性，而 calretinin 可呈较广泛的强阳性，但 calretinin 的特异性不如 α-抑制素。

2. 成人型和幼年型粒层细胞瘤

阳性：α-inhibin，CD99，A103，CD56，Pan-CK

阴性：CgA，Syn，OCT4

简评：

α-抑制素（α-inhibin）：是一种 32KD 的大分子糖蛋白肽类激素，由 α 和 β 两个亚基以二硫键偶联构成，是卵巢性索-间质肿瘤诊断的主要指标。绝大部分成人型和幼年型粒层细胞瘤、支持-间质细胞肿瘤、间质细胞瘤、环状小管性索瘤、两性母细胞瘤和支持-间质细胞肿瘤均表达 α-inhibin。但在卵巢纤维瘤、纤维卵泡膜瘤、纤维肉瘤、硬化性间质瘤和分化差的支持-间质细胞肿瘤中 α-inhibin 可不表达。无论是成人型还是幼年型粒层细胞瘤中，α-inhibin 的表达通常比较强而弥漫，即使在复发或转移的病例中，α-inhibin 仍保持表达。需要注意的是成人型粒层细胞瘤的肉瘤样亚型中 α-inhibin 表达可非常局限。

CD99：CD99 是一种分子量为 30~32kD 的跨膜糖蛋白，参与细胞黏附过程。正常的支持细胞、粒层细胞、间质细胞以及性索-间质肿瘤均可呈 CD99 阳性，阳性染色定位于细胞膜。除了性索-间质肿瘤外，CD99 在卵巢浆液性癌、黏液性癌、内膜样腺癌、透明细胞癌中均可呈阳性。在需要与性索-间质肿瘤鉴别的卵黄囊瘤、伴有高钙血症的小细胞癌、促纤维结缔组织增生性小圆细胞肿瘤中 CD99 也可呈阳性表达。因此，CD99 在敏感性和特异性方面均较 α-抑制素和 calretinin 差。在性索-间质肿瘤的诊断中，CD99 一定要和其他标志物联合使用。

CD56：最近发现 CD56 是一个非常敏感的性索-间质肿瘤标志物，在粒层细胞瘤、支持-间质细胞瘤、硬化性间质瘤、类固醇细胞瘤以及环状小管性索瘤中均呈中~强阳性表达，在纤维瘤中也呈不同程度阳性。CD56 阳性染色定位于细胞膜，可同时伴有较弱的细胞质着色。CD56 比 α-抑制素和 calretinin 更敏感，但特异性差，因此在性索-间质肿瘤鉴别诊断中的价值有限。

Pan-CK：性索-间质肿瘤可表达广谱细胞角蛋白（CK），但一般不表达 CK7 和 EMA。因此在鉴别卵巢癌和卵巢性索-间质肿瘤中应采用 EMA 或 CK7。最近有文献报道 EMA 可在幼年性粒层细胞瘤中表达，需要在鉴别诊断中引起重视。

图 11-12　卵巢颗粒细胞瘤　α-inhibin 阳性

3. 支持-间质细胞肿瘤

阳性：α-inhibin，calretinin，CD99，WT1，CD56

阴性：EMA，CK7，OCT4

简评：WT-1：在卵巢性索-间质肿瘤中 WT-1 常呈细胞核阳性表

图 11-13　卵巢支持-间质细胞瘤　calretinin 阳性

达，其中支持-间质细胞肿瘤中阳性率最高，而在卵泡膜瘤中常不表达。WT-1 对性索-间质瘤的特异性较差，因为卵巢浆液性癌、移行细胞癌、间皮肿瘤、促纤维结缔组织增生性小圆细胞肿瘤、伴有高钙血症的小细胞癌均可表达 WT-1。

4. 支持细胞瘤

阳性：α-inhibin，calretinin，CD99，WT-1，CD56，CD10，SF-1，vimentin

阴性：EMA，CK7，OCT4

简评：

CD10：卵巢的间质细胞以及性索-间质肿瘤也可呈 CD10 阳性。但与子宫内膜间质肉瘤中的 CD10 染色相比，性索-间质肿瘤中的 CD10 染色往往为局灶性。支持细胞肿瘤、硬化性间质瘤和卵泡膜瘤中均有 CD10 的表达，尤其是这些肿瘤中的黄素化细胞更易表达 CD10。

SF-1（类固醇生成因子 1）：也称肾上腺 4 结合蛋白（adrenal 4-binding protein，Ad4BP），是一种核转录因子。新近文献报道 SF-1 在卵巢支持细胞瘤中表达率可达到 100%，但在宫内膜样癌和类癌中无表达，因此在鉴别诊断中有一定作用。

5. 类固醇细胞瘤

阳性：α-inhibin，A103，melan-A

阴性：EMA，OCT4

简评：A103：在正常的卵巢门细胞、粒层细胞、卵泡膜细胞和间质细胞中，A103 呈阳性表达。A103 在类固醇细胞肿瘤、性索-间质肿瘤（包括支持-间质细胞肿瘤、成人和幼年型粒层细胞瘤、纤维卵泡膜瘤）中也呈阳性表达，但有时阳性染色十分局限。

6. 环状小管性索瘤

阳性：α-inhibin，calretinin，vimentin，CK

阴性：EMA，OCT4

三、生殖细胞肿瘤的免疫组化

1. 无性细胞瘤

阳性：OCT4，PLAP，CD117，D2-40，HCG，SALL4，CK（灶性）

阴性：EMA

简评：

OCT4：是一个转录因子，该标志物对无性细胞瘤和胚胎性癌，以及性腺母细胞瘤中的生殖细胞成分有很高的敏感性和特异性。免疫组化阳性染色定位于细胞核。绝大部分卵巢癌和性索–间质肿瘤 OCT4 均为阴性，但少数透明细胞癌中 OCT4 可呈局灶阳性，需在透明细胞癌和无性细胞瘤的鉴别诊断中引起注意。

PLAP（胎盘碱性磷酸酶）：是 65kD 亚单位的二聚体，长期被作为无性细胞瘤和性腺母细胞瘤的诊断标志物，需注意的是：其他生殖细胞肿瘤（如卵黄囊瘤）和上皮源性肿瘤（如浆液性癌）中也可见 PLAP 的散在表达。

CD117：是一种跨膜酪氨酸激酶受体蛋白，在生殖细胞肿瘤中，尤其是卵巢无性细胞瘤中（约93%）CD117 呈阳性表达，阳性染色位于细胞质，也可以细胞膜阳性为主。

D2-40：该抗体可以识别一种 38kd 的跨膜糖蛋白 podoplanin。该抗体在无性细胞瘤中表现为强而弥漫的细胞膜阳性，而在其他生殖细胞肿瘤中为阴性或局灶阳性。如胚胎性癌中约 29% 可呈 D2-40 阳性，但阳性染色多位于腔面，且为局灶阳性。

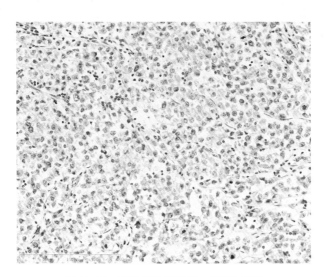

图 11-14　卵巢无性细胞瘤　OCT4 阳性

2. 卵黄囊瘤

阳性：AFP，HCG，SALL4

阴性：EMA，CD15，CK7

简评：

AFP（甲胎蛋白）：AFP 是一种癌胚糖蛋白，在卵黄囊瘤中呈阳性表达，但在其各种亚型中有时仅为局灶阳性。此外，卵巢透明细胞癌、肝样腺癌、支持-间质细胞肿瘤伴有异源性肝样分化、转移型肝细胞癌也可表达 AFP，在鉴别诊断中要引起注意。

SALL4：SALL4 是一个新近报道的生殖细胞肿瘤标志物，且敏感性和特异性均较高。SALL4 在卵黄囊瘤、无性细胞瘤、胚胎性癌中呈弥漫强阳性。在卵巢非生殖细胞肿瘤中除少数透明细胞癌可呈局灶阳性外，其余均阴性。在转移性生殖细胞肿瘤中，无性细胞瘤，胚胎性癌和卵黄囊瘤也均显示 SALL4 的弥漫强阳性。由于卵黄囊瘤的标志物 AFP 染色常较局限，且在转移灶中表达可丢失，所以 SALL4 在转移性卵黄囊瘤的鉴别诊断中非常有价值。

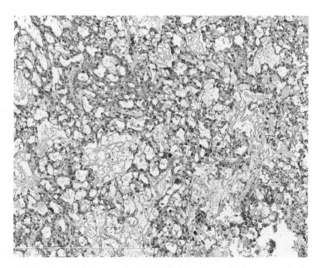

图 11-15　卵巢内胚窦瘤　AFP 阳性

3. 绒毛膜癌

阳性：HCG，AE1/AE3

阴性：EMA

简评：HCG（绒毛膜促性腺素）：绒毛膜癌中 HCG 阳性，但在诊断工作中不能仅凭 HCG 就诊断为绒毛膜癌，因为卵巢生殖细胞肿瘤中，无性细胞瘤、胚胎性癌和卵黄囊瘤等中均可含有合体滋养叶细胞，

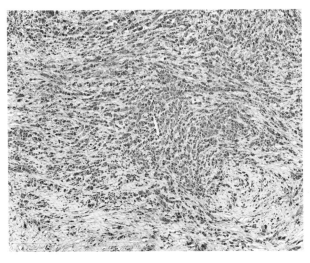

图 11-16　卵巢绒毛膜癌　HCG 阳性

这些细胞 HCG 也为阳性。

4. 胚胎性癌

阳性：OCT4，PLAP，CD30，D2-40（部分），HCG，SALL4，CK，AE1/AE3，AFP（局灶）

阴性：CD117，EMA

简评：CD30：CD30 是一种肿瘤坏死因子受体，90% 的胚胎性癌

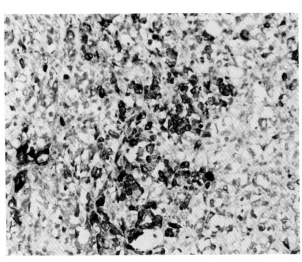

图 11-17　卵巢胚胎性癌　CD30 阳性

呈 CD30 强阳性，主要为细胞膜阳性，经过化疗的转移性胚胎性癌中 CD30 的阳性率可有所下降。

表 11-7　卵巢生殖细胞肿瘤的免疫组化诊断

肿瘤类型	CD117	D2-40	CK	OCT4	AFP	PLAP	CD30	HCG
无性细胞瘤	++	+	++	+	−	+++	−	−*
卵黄囊瘤	±		++	−	+	+	±	−*
胚胎性癌	±	灶性+	++	+	+	+	+++	−*

＊肿瘤中的合体滋养叶细胞可表达 HCG

第三节　外阴和阴道肿瘤

一、间叶源性肿瘤的诊断和鉴别诊断

外阴和阴道是间叶源性病变的好发部位，常见病变包括血管肌纤维母细胞瘤、侵袭性血管黏液瘤、富于细胞的血管纤维瘤、浅表性肌纤维母细胞瘤、纤维上皮性息肉、平滑肌肿瘤等。上述病变的形态学鉴别诊断有时十分困难，免疫组化有一定的帮助，但免疫表型上有一定交叉。

表 11-8　外阴间叶源性肿瘤的诊断和鉴别诊断

外阴和阴道间叶源性病变	ER	PR	desmin	SMA	CD34	CD117	HMGA2
血管肌纤维母细胞瘤	+	+	可+（30%）	可+（25%）	+（50%）	−	
侵袭性血管黏液瘤	+	+	+	+	+（50%）	−	+
富于细胞的血管纤维瘤	+	+	±	±	+（50%~60%）	−	
浅表性肌纤维母细胞瘤	+	+	+	+50%	+	−	
纤维上皮性息肉	+	+	+	+	/	−	
平滑肌肿瘤	+	+	+	+	−	−	
胃肠道外的胃肠道间质瘤	−	−	可+	可+	+	+	

二、外阴 Paget 病的诊断与鉴别诊断

外阴 Paget 病需要与 Paget 样的 Bowen 病，外阴黑色素瘤等鉴别，免疫组化对 Paget 病的诊断有帮助。外阴 Paget 病一般 CK7，CEA，GCDFP15 阳性，HER2 和雄激素受体（AR）也可阳性。

表 11-9　外阴 Paget 病的诊断与鉴别诊断

疾病类型	AE1/AE3	CK7	CK20	CEA	GCDFP15	S-100	LCA
Paget 病	+/-	+	-/+	+/-	+/-	多-	-
外阴上皮内瘤变（VIN）	+	-	-	-	-	-	-
恶性黑色素瘤	-	-	-	-	-	+	-
淋巴瘤	-	-	-	-	-	-	+

第四节　滋养叶细胞肿瘤

1. 葡萄胎

（1）完全性

阳性：α-inhibin

阴性：p57

（2）部分性

阳性：α-inhibin，p57

简评：

α-inhibin：妊娠 3 个月胎盘种植部位的合体滋养叶细胞对 α-inhibin 呈强阳性表达，随妊娠月份增加表达率递减；反之，胎盘部位中间型滋养叶细胞阳性表达则递增。整个妊娠期中胎盘绒毛的细胞滋养叶细胞 α-inhibin 均呈阴性表达。在胎盘部位结节、PSTT、ETT、完全性葡萄胎、部分性葡萄胎及绒毛膜癌中合体滋养叶细胞及中间型滋养叶细胞全部呈阳性表达，而细胞滋养叶细胞阴性。

p57：是一种细胞周期蛋白依赖性激酶（CDK）的抑制蛋白，通过调控细胞周期而参与细胞的增殖、分化与凋亡，免疫组化染色定位于细胞核。p57 仅表达由母系来源基因，由于完全性水泡状胎块的染色体均来自父方，而部分性葡萄胎有母系来源的染色体，因此免疫组化检测 p57 可以区分完全性水泡状胎块和部分性水泡状胎块。在部分性葡萄胎的绒毛内间质细胞及细胞滋养叶细胞 p57 呈阳性表达，而完

全性葡萄胎中 p57 阴性。

2. 胎盘部位结节

阳性：HPL，PLAP，α-inhibin，β-HCG（较弱），CD146（局灶），p63

简评：PLAP：在合体滋养叶细胞和部分中间型滋养叶细胞中表达。绒毛膜型中间型滋养叶细胞起源的病变（如胎盘部位结节）中 PLAP 的表达要强于种植部位中间型滋养叶细胞起源的病变，后者仅有局灶表达。

3. 胎盘部位滋养叶细胞肿瘤（PSTT）

阳性：HPL，βHCG（较弱），CD146，PLAP，α-inhibin

阴性：p63

简评：

CD146（Mel-CAM）：针对 CD146 的抗体能特异性地与中间型滋养叶细胞反应。中间型滋养叶细胞分为绒毛型、种植部位型及绒毛膜型三种，CD146 主要在种植部位中间型滋养叶细胞中呈强阳性表达，而绒毛膜型中间型滋养叶细胞弱阳性。细胞滋养叶细胞和合体滋养叶细胞 CD146 阴性。CD146 在种植部位中间型滋养叶细胞分化的 PSTT 中呈弥漫阳性表达，而胎盘部位结节和 ETT 中仅呈局灶阳性表达。

HPL（人胎盘泌乳激素）：是人类生长激素和人类催乳素基因家

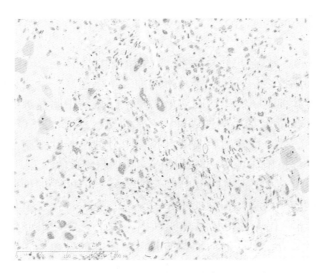

图 11-18　胎盘部位滋养细胞肿瘤　p63 阳性

族的成员，在中间型滋养叶细胞中表达。总体来说，PSTT 中 HPL 的表达较绒毛膜癌中强而弥漫。

p63：p63 在绒毛膜型中间型滋养叶细胞起源的病变中阳性，而在胎盘部位中间型滋养叶细胞起源的病变中阴性，可用于两类病变的鉴别诊断。因此在胎盘部位结节和 ETT 中 p63（+），而在胎盘部位反应和 PSTT 中 p63（−）。

4. 上皮样滋养叶细胞肿瘤（ETT）
阳性：HPL，β-HCG（较弱），CD146（局灶），α-inhibin，p63

5. 绒毛膜癌
阳性：β-HCG，α-inhibin，Ki-67
简评：β-HCG：HCG 是一种糖蛋白，由 α 和 β 两个亚单位组成，免疫组化中采用的抗体一般针对 β 亚单位。β-HCG 主要与合体滋养叶细胞反应，但与细胞滋养叶细胞不反应。绒毛膜癌中 β-HCG 呈弥漫强阳性。胎盘部位滋养叶细胞肿瘤（PSTT）和上皮样滋养叶细胞肿瘤（ETT）中阳性较弱。需要注意的是，在某些生殖细胞肿瘤（如无性细胞瘤和胚胎性癌）中也可出现散在的合体滋养叶细胞，并显示 βHCG 阳性。

（杨文涛）

第十二章　乳腺病变

第一节　乳腺导管上皮增生性病变

正常乳腺导管由腔面细胞，基底样细胞和肌上皮细胞三种不同类型的细胞组成，每组细胞表达不同的标志物（如表 12-1 所示）。不同的导管增生性病变有不同的标志物表达。

表 12-1　正常乳腺上皮的标志物

细胞类型	标志物
腔面细胞	CK7，CK8，CK18，CK19
基底样细胞	CK5/6，CK14，CK17，34βE12
肌上皮细胞	SMA，calponin，p63，SMMHC，CK5，CK14，CK17

1. 普通型导管上皮增生（usual ductal hyperplasia，UDH)

阳性：ER，PR，高分子量角蛋白（CK5/6、CK14、CK17 和 34βE12），肌上皮标志物（p63，SMMHC，calponin，SMA，S-100，CD10）。

简评：

CK5/6、CK14、CK17 和 34βE12：阳性染色定位于细胞质。这组抗体可用于鉴别 UDH 和不典型增生（ADH）/低级别导管原位癌（DCIS）。由于 UDH 中既有腔面细胞的增生，又有基底样细胞的增生，因此呈异质性的镶嵌性模式。在这一组抗体中 CK5/6 和 CK14 的敏感性和特异性均优于 34βE12。

ER/PR：UDH 中 ER/PR 呈不均一表达，而 ADH/低级别 DCIS 中 ER/PR 呈均匀一致的强阳性。

2. 导管上皮不典型增生（ADH）或低级别导管内癌（DCIS）

阳性：ER，PR，肌上皮标志物（p63，SMMHC，calponin，SMA，S-100，CD10）

阴性：高分子量角蛋白（CK5/6、CK14、CK17 和 34βE12）

简评：

ER/PR：ADH/低级别 DCIS 中 ER/PR 呈均匀一致的强阳性。

CK5/6、CK14、CK17 和 34βE12：ADH/低级别 DCIS 为腔面细胞增生，多不表达这些基底样细胞的标志物，如 CK5/6，CK14，CK17，34βE12。

3. 高级别导管内癌

阳性：ER，PR，肌上皮标志物（p63，SMMHC，calponin，SMA，S-100，CD10），CK5/6（部分），CK14（部分）。

阴性：高分子量角蛋白（CK5/6、CK14、CK17 和 34βE12）

简评：CK5/6 和 CK14：部分高级别 DCIS 可呈基底样表型，表现为 CK5/6 和 CK14 阳性。

4. 大汗腺化生细胞

阳性：肌上皮标志物（p63，SMMHC，calponin，SMA，S-100，CD10）

阴性：ER，PR，高分子量角蛋白（CK5/6、CK14、CK17 和 34βE12）

简评：ER，PR，CK5/6 和 CK14：在大汗腺化生细胞的各种增生性病变中均呈阴性表达，故运用高分子量角蛋白和 ER/PR 起不到鉴别诊断的作用。

5. 柱状细胞变——柱状细胞增生和平坦上皮不典型性（FEA）

阳性：ER，PR，肌上皮标志物（p63，SMMHC，calponin，SMA，S-100，CD10）

阴性：CK5/6，CK14

简评：

ER：在柱状细胞病变中染色均呈弥漫强阳性。

CK5/6，CK14：柱状细胞增生和平坦上皮不典型性（FEA）中的大部分上皮细胞缺乏高分子量角蛋白如 CK5/6 和 CK14 的表达，因此在柱状细胞病变中高分子量角蛋白表达的缺乏并不意味着有不典型性。

6. 应用肌上皮标志物判断是否存在间质浸润

（1）p63：是一个敏感性和特异性均较高的肌上皮细胞标志物。由于阳性染色定位于细胞核，在良性乳腺腺体和导管原位癌中，p63染色呈不连续点状。该标志物的优点在于其与血管内皮细胞、肌纤维母细胞均无交叉反应。需要引起注意的是，大约 10% 的浸润性癌，尤其是高级别癌中 p63 染色可为阳性，但染色往往较弱且呈局灶性。鳞状细胞化生性癌可呈 p63 阳性。

（2）平滑肌肌球蛋白重链（smooth muscle myosin heavy chain, SMMHC）：是平滑肌肌球蛋白的结构组分，是终末分化平滑肌细胞的标志物，阳性染色定位于细胞质，是一个敏感性和特异性均较强的肌上皮标志物。与 SMA 或 calponin 相比，SMMHC 与肌纤维母细胞的交叉反应较轻，但与血管内皮细胞仍有交叉反应。

（3）calponin：是平滑肌限制性收缩调节蛋白，是一个非常敏感的肌上皮细胞标志物，阳性染色定位于肌上皮细胞的细胞质。但它也能与血管内皮和间质中的肌纤维母细胞反应。与 SMA 不同的是，其与肌纤维母细胞的交叉反应较轻。少数浸润性癌中可见局灶性的肿瘤细胞 calponin 阳性。

（4）SMA（平滑肌肌动蛋白）和 MSA（肌肉特异性肌动蛋白）：SMA 和 MSA 作为乳腺肌上皮标志物敏感性较高，肌上皮细胞显示细胞质强阳性，作为肌上皮标志物已被长期使用。两者的不足之处在于其与肌纤维母细胞、血管内皮细胞有较强的交叉反应，特异性欠佳。癌巢周围反应性肌纤维母细胞 SMA 和 MSA 的阳性，可能被误认为是肌上皮细胞，从而影响结果判断。这在硬化性乳腺病、乳头状病变中特别要引起注意。少数情况下，普通型导管上皮增生（UDH）和浸润性癌中也可见散在的 SMA 或 MSA 阳性的上皮细胞。

（5）S-100：是早期使用的肌上皮标志物，其敏感性和特异性均不高，正常乳腺导管上皮或乳腺癌均可着色，因此目前已不推荐其作为肌上皮细胞的标志物。

（6）CD10：是乳腺肌上皮细胞的标志物，肌纤维母细胞 CD10 也可阳性，但交叉反应相对较弱。CD10 与血管内皮细胞无交叉染色。有文献报道 CD10 对肌上皮细胞的敏感性欠佳。

（7）高分子量角蛋白：作为肌上皮标志物敏感性欠佳。且 UDH，基底样乳腺癌中 CK5/6 等高分子角蛋白均可阳性，影响其作为肌上皮标志物的特异性。

表 12-2　肌上皮标志物的比较

抗体	肌上皮细胞	肌纤维母细胞	血管平滑肌	腔面上皮细胞
caponin	+	+	+	-
SMMHC	+	+	+	-
p63	+	-	-	-/+
CD10	+	+	-	-/+
S-100	+	-	-	-/+
SMA	+	+	+	-/+
高分子量角蛋白	+	+	-	-/+

注意点：

（1）肌上皮标志物的选择应注意细胞核阳性的标志物结合细胞质阳性的标志物，如 p63 结合 SMMHC，calponin 和 SMA。

（2）固定不佳的组织中肌上皮标志物可能不表达，一定要结合形态学及内部自身对照。

（3）有些恶性病变可出现肌上皮分化，如腺样囊性癌、低度恶性腺鳞癌等。某些特殊类型乳腺癌，如化生性鳞癌，可以呈 p63 阳性。

（4）与正常导管和小叶相比，在硬化性乳腺病、放射状瘢痕、高级别 DCIS 中肌上皮标志物的表达可降低，尤其在 SMMHC、CD10 和 CK5/6 染色中更明显，而 SMA、p63 表达仍较强，需在选择标志物时引起注意。

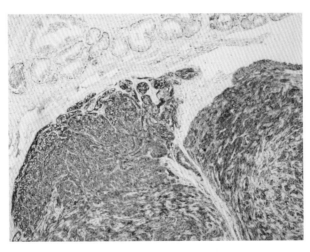

图 12-1　乳腺肌上皮瘤　S-100 阳性

（5）当导管受到严重挤压，或肿瘤细胞巢由于切面问题，均可导致肌上皮细胞检测不到。此时多巢肿瘤细胞周围的肌上皮缺失，多个肌上皮标志物的不表达才有助于鉴别诊断。

（6）少数良性病变也可以缺乏肌上皮，如微腺体腺病。

（7）穿刺等引起的上皮移位时，上皮巢周围可缺乏肌上皮，需与真正的浸润性病变鉴别。

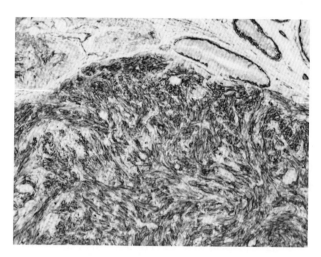

图 12-2　乳腺肌上皮瘤　SMA 阳性

一、乳腺乳头状病变

乳头状病变的诊断主要依赖组织学形态，但当组织学诊断有困难时，免疫组化往往能提供重要的辅助诊断信息，如：通过肌上皮标志物的检测，了解乳头状结构内及病变周围肌上皮是否存在；通过 ER 染色，有助于鉴别伴有导管上皮高度增生的乳头状瘤和不典型乳头状瘤或导管内乳头状癌；通过高分子量角蛋白，尤其是 CK5/6 和 CK14 染色有助于鉴别伴有导管上皮高度增生的乳头状瘤、实性乳头状癌及不典型乳头状瘤或导管内乳头状癌（表 12-3）。

1. 伴有导管上皮高度增生的乳头状瘤

阳性：ER，PR，肌上皮标志物（p63，SMMHC，calponin，SMA，S-100，CD10），高分子量角蛋白（CK5/6、CK14、CK17 和 34βE12）

简评：

ER：染色不一，仅部分上皮细胞阳性。

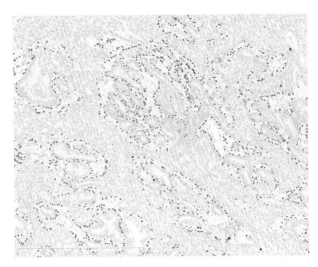

图 12-3 乳腺导管内乳头状瘤 p63 阳性

肌上皮标志物：乳头内肌上皮细胞阳性。

2. 不典型乳头状瘤或起源于导管内乳头状瘤的导管内癌

阳性：ER，PR，导管周肌上皮标志物（p63，SMMHC，calponin，SMA，S-100，CD10）

阴性：高分子量角蛋白（CK5/6、CK14、CK17 和 34βE12），乳头内肌上皮标志物（p63，SMMHC，calponin，SMA，S-100，CD10）

简评：ER：肿瘤细胞弥漫阳性，染色强度较一致。

肌上皮标志物：乳头内肌上皮细胞缺如或仅见部分肌上皮细胞。

3. 导管内（囊内）乳头状癌

阳性：ER，PR，导管周肌上皮标志物（p63，SMMHC，calponin，SMA，S-100，CD10）

阴性：高分子量角蛋白（CK5/6、CK14、CK17 和 34βE12），导管内肌上皮标志物（p63，SMMHC，calponin，SMA，S-100，CD10）

简评：ER：肿瘤细胞弥漫阳性，染色强度较一致。

4. 实性乳头状癌（导管内）

阳性：ER，PR，导管周肌上皮标志物（p63，SMMHC，calponin，SMA，S-100，CD10）

阴性：高分子量角蛋白（CK5/6、CK14、CK17 和 34βE12），实性巢内肌上皮标志物（p63，SMMHC，calponin，SMA，S-100，CD10）

简评：

ER：肿瘤细胞弥漫阳性，染色强度较一致。

表 12-3　免疫组化在乳头状病变中的鉴别诊断价值

	伴有导管上皮高度增生的乳头状瘤	不典型乳头状瘤或起源于导管内乳头状瘤的导管内癌	导管内（囊内）乳头状癌	实性乳头状癌（导管内）
ER	染色不一，仅部分上皮细胞阳性	肿瘤细胞弥漫阳性，染色强度较一致	弥漫阳性，染色强度较一致	肿瘤细胞弥漫阳性，染色强度较一致
高分子量角蛋白	上皮细胞大部分阳性	上皮细胞阴性	肿瘤细胞阴性	肿瘤细胞阴性
肌上皮标志物	乳头内肌上皮细胞阳性	乳头内肌上皮细胞缺如或仅见部分肌上皮细胞	导管内肌上皮细胞缺如	实性巢内肌上皮细胞常缺如

二、浸润性小叶癌与导管癌的鉴别

1. 浸润性导管癌

阳性：ER（部分），PR（部分），E-cadherin，p120catenin（胞膜+）

阴性：肌上皮标志物（p63，SMMHC，calponin，SMA，S-100，CD10）

简评：

E-cadherin：E-钙黏蛋白是一种细胞黏附蛋白，在正常乳腺组织中表现为腔面细胞的细胞膜强阳性，肌上皮细胞也可呈颗粒状的细胞膜阳性。E-cadherin 是目前小叶癌和导管癌鉴别诊断中最有价值的标志物。浸润性导管癌 E-cadherin 一般呈中等-强的细胞膜阳性，而大部分浸润性小叶癌中 E-cadherin 表达缺失。E-cadherin 在不典型小叶增生和小叶原位癌（包括多形性小叶原位癌）中细胞膜表达缺失或较周围正常导管-小叶单位明显减弱，而在导管原位癌中表现为强的细胞膜着色。

p120catenin：作为 E-cadherin 的有效补充，可用于小叶癌和导管癌的鉴别，小叶癌表现为 p120 的细胞质染色，而导管癌中 p120 为细胞膜染色。

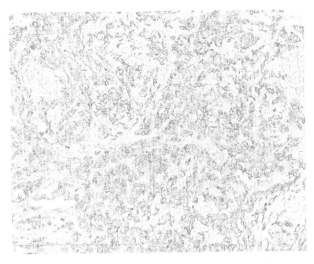

图 12-4　乳腺浸润性导管癌　E-cadherin 阳性

2. 浸润性小叶癌

阳性：ER（部分），PR（部分），p120catenin（胞质+），CK8

阴性：E-cadherin，肌上皮标志物（p63，SMMHC，calponin，SMA，S-100，CD10）

简评：

CK8：有文献报道小叶癌和导管癌中 CK8 的染色模式不一样，小叶癌中 CK8 呈核旁染色，而导管癌中呈细胞质周缘染色。

注意点：

（1）在 E-cadherin 的免疫组化判断中不要将残留的导管上皮和肌上皮的 E-cadherin 阳性染色误认为病变细胞的染色，尤其在小叶病变累及导管时需要注意。

（2）文献报道 9%～55% 的浸润性小叶癌中可出现 E-cadherin 的细胞质表达，表达强度为弱–中等，可以是弥漫阳性，也可以表现为高尔基区阳性。

（3）8%～16% 的经典型浸润性小叶癌也可呈 E-cadherin 细胞膜阳性，可以弥漫阳性，也可为局灶阳性。研究显示，此时的 E-cadherin 并无生物学功能。

（4）在浸润性导管癌和其他类型乳腺癌中也可出现 E-cadherin 细胞膜表达的减弱或缺失，一般见于高级别和呈基底样表型的浸润性癌。

四、乳腺 Paget 病的免疫组化鉴别诊断

1. Paget 病
阳性：CK7，CEA，EMA，HER2/neu，GCDFP-15
阴性：S100，HMB45，Melanin-A

2. 恶性黑色素瘤
阳性：S-100，HMB45，melanin-A
阴性：CK7
简评：乳头部的恶性黑色素瘤极其罕见。

3. Bowen 病
阳性：34βE12，p63
阴性：CK7

4. Toker 细胞　分布于乳头表面皮肤，也常成团分布于输乳管开口部。Toker 细胞较典型的 Paget 细胞小，但较周围正常鳞状细胞大，细胞异型性小，在 HE 染色中较难识别。Toker 细胞的免疫组化特征与 Paget 细胞相似（表 12-4）。

表 12-4　Paget's 细胞与 Toker 细胞的免疫表型

	CK7	EMA	HER2/neu	GCDFP-15	CEA
Paget 细胞	+	+	+	+/-	+
Toker 细胞	+	+	-	-	-

五、乳腺癌预后判断及分子分型的标志物

乳腺癌是一组高度异质性的肿瘤，在病理形态、免疫表型、生物学行为、治疗反应上都有明显的个体差异。乳腺癌的分子分型有利于判断其生物学特征和预后，有利于指导其临床诊断、治疗和随访。采用基因芯片技术对乳腺癌进行基因表达谱分析是鉴定乳腺癌分子分型最有效的工具。但在实际工作中广泛采用的是用免疫组化方法和基因表达谱技术大致对应，所涉及的标志物包括 ER/PR，HER2，高分子量角蛋白，Ki-67 等。

1. ER/PR　ER/PR 的准确检测对患者的分子分型、靶向治疗方

案的选择和预后估计都十分重要。2010 年美国临床肿瘤协会（ASCO）/美国病理医师学院（CAP）发布了 ER/PR 免疫组化检测指南。指南明确提出所有新诊断和复发的乳腺癌患者均需要检测肿瘤的 ER/PR 水平。关于 ER/PR 的免疫组化结果判断标准非常多，包括 Allred 标准，Quick Score、H-score、ASCO/CAP 指南等。多数研究认为乳腺癌中只要有 1% 的 ER/PR 阳性细胞，内分泌治疗就可能有效。因此，ASCO/CAP 指南中将 ER/PR 阳性定义为阳性细胞数≥1%，并推荐在报告中需要注明阳性细胞所占的百分比和阳性染色的强度。

2. Her2/neu　建议使用 ASCO/CAP 指南和我国《乳腺癌 HER2 检测指南（2009 版）》推荐的免疫组化结果判断标准。具体如下，0：完全没有着色或少于 10% 的肿瘤细胞有细胞膜着色；1+：大于 10% 的肿瘤细胞呈现微弱、不完整的细胞膜着色；2+：大于 10% 的肿瘤细胞呈现弱至中度强度的完整的细胞膜着色或≤30% 的浸润癌细胞呈现强且完整均匀的细胞膜着色；3+：大于 30% 的肿瘤细胞呈现强且完整的细胞膜着色。

3. CK5/6 和 CK14　基底样乳腺癌表达 CK5/6 和 CK14，也可表达 EGFR，CK17 和 Ecadherin。

4. Ki-67（MIB-1）　是细胞增殖标志物，细胞周期中除了静止期

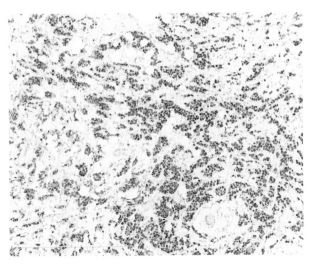

图 12-5　乳腺浸润性导管癌　ER 阳性

（G0）细胞，其余细胞均呈 Ki-67 阳性。Ki-67 指数低的肿瘤生长较缓慢，预后较好。

表 12-5　乳腺癌分子亚型的定义（2013 年 St Gallen 共识）

分子分型	定义	注释
腔面 A 型	ER 和（或）PR 阳性 HER2 阴性 Ki-67 表达<20%	Ki-67 指数检测的准确评估是分型的关键
腔面 B 型	第一种情况（HER2 阴性）： ER 和（或）PR 阳性 HER2 阴性 Ki-67 表达≥20% 第二种情况（HER2 阳性）： ER 和（或）PR 阳性 HER2 过表达 Ki-67 任何水平	如不能进行可靠的 Ki67 评估，可以考虑一些替代性的肿瘤增殖指标，如分级
HER2 过表达型	HER2 过表达 ER 阴性，PR 阴性	
基底样亚型	ER 阴性 PR 阴性 HER2 阴性 基底样角蛋白如 CK5/6，CK14，CK17，EGFR 阳性	三阴性患者和基底样患者有近 80% 的重叠，但前者还包括一些特殊组织学类型，如腺样囊性癌，低度恶性腺鳞癌，等

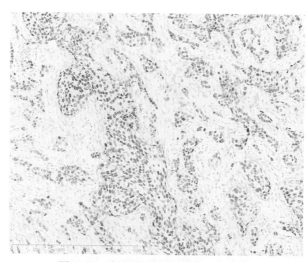

图 12-6　乳腺浸润性导管癌　PR 阳性

图 12-7　乳腺浸润性导管癌　HER-2 阴性

图 12-8　乳腺浸润性导管癌　HER-2（1+）

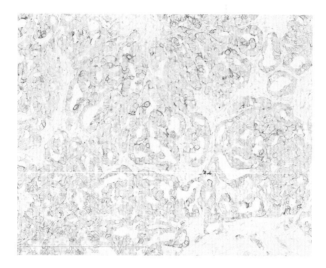

图 12-9　乳腺浸润性导管癌　HER-2（2+）

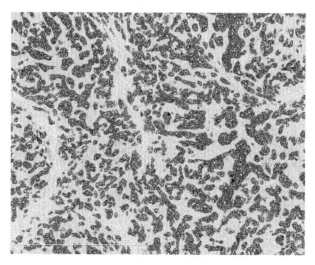

图 12-10　乳腺浸润性导管癌　HER-2（3+）

六、乳腺癌原发或转移的标志物

1. **GCDFP-15（Gross cystic disease fluid protein 15，巨囊性病液体蛋白 15）** 阳性表达见于乳腺、唾腺、汗腺、外阴和前列腺等处。该蛋白对乳腺癌的敏感性仅为中等（50%～75%），但特异性较高，阳性预期值约为95%。与其他标志物一起使用有助于判断癌的来源，但需要注意的是 GCDFP-15 阴性不能排除乳腺来源。

2. **Mammaglobin（乳球蛋白）** 乳球蛋白包括乳球蛋白 A 和乳球蛋白 B。其中乳球蛋白 A 对于乳腺更为特异。乳球蛋白阳性染色定位于细胞质，40%～80%的乳腺癌呈乳球蛋白阳性，但其阳性还可见于子宫内膜癌、卵巢癌、恶性黑色素瘤，胃肠道恶性肿瘤等。

3. **ER/PR** 约70%的乳腺癌呈 ER/PR 阳性，因此当 ER/PR 阳性时，对支持乳腺来源有较大帮助，但需要注意的是女性生殖系统肿瘤、肺癌及其他脏器都有可能出现 ER/PR 阳性。此外，ER/PR 阴性也不能排除乳腺癌。

注意点：没有一个标志物具有 100% 的敏感性和特异性。因此在诊断和鉴别诊断中建议联合应用一组抗体。

（杨文涛）

第十三章 神经系统

一、星形细胞瘤（Astrocytic tumors）

1. 毛细胞星形细胞瘤（WHO Ⅰ）

阳性：GFAP

简评：

p53：（-/+）。

Ki-67 指数一般< 1%。一些文献显示>2%可能提示有稍高的侵袭性。

2. 室管膜下巨细胞星形细胞瘤（subependymal giant cell astrocytoma，SEGA. WHO Ⅰ）

阳性：GFAP，S-100

可有神经元标记阳性：Class Ⅲ β-tubulin（+），Synaptophysin（+），NF 可（+/-）。

3. 弥漫性星形细胞瘤（diffuse astrocytoma. WHO Ⅱ）

阳性：Vimentin，GFAP，S-100，SOX2，Caveolin，91%病例可呈 Oligo-2（+），一些病例出现 PCK（+），约 50% p53（+）

简评：

Ki-67 指数：一般较低，文献报道<2%或<5%，大于 5%提示可能预后不良。

GFAP 染色：显示肿瘤性星形细胞的突起较粗短，反应性星形细胞的突起较细长，可作为鉴别的参考。

SOX2：HMG 转录因子

caveolin：为碱性螺旋-襻-螺旋转录因子，细胞膜或质阳性；少突胶质瘤一般 Caveolin 阴性，可能有助于鉴别。

4. 毛黏液样星形细胞瘤（pilomyxoid astrocytoma）

阳性：GFAP，S-100，一些病例出现 synaptophysin（+）

阴性：NF，CgA

简评：Ki-67 指数：2%~20%。

5. 多形性黄色星形细胞瘤（pleomorphic xanthoastrocytoma. WHO Ⅱ）

阳性：GFAP，S-100，CD34，

一些细胞有神经元分化，可有 synaptophysin+，NF+，Class Ⅲ β-tubulin+，MAP2+

简评：

Ki-67 指数：一般<1%。

网织纤维染色：显示丰富的网织纤维。

6. 间变型星形细胞瘤（anaplastic astrocytoma. WHO Ⅲ）

阳性：GFAP，S-100，SOX2，caveolin，70%~90% p53+

简评：Ki-67 指数：4%~6%。

7. 伴有神经毡样岛的胶质神经元肿瘤（glioneuronal tumor with neuropil-like islands. WHO Ⅱ/Ⅲ）

阳性：胶质成分 GFAP+，神经毡样岛 synaptophysin+，神经节细胞样细胞 NeuN+，Hu+，p53+

简评：Ki-67 指数：一般<5%。

8. 多形性胶质母细胞瘤（glioblastoma multiforme，GBM. WHO Ⅳ）

阳性：GFAP，S-100，SOX2，caveolin，vimentin，>50%病例 PCK+，70%~90%p53+。

阴性：CAM5.2-，CK7-，CK20-。

简评：Ki-67 指数：14.4（+/-8.4）%

9. 巨细胞胶质母细胞瘤（giant cell glioblastoma. WHO Ⅳ）

阳性：70%~90%p53+。

简评：

EGFR：扩增少见。

10. 胶质肉瘤（gliosarcoma. WHO Ⅳ）

阳性：上皮分化区可呈 CAM5.2+/ CK7+ / CK20+。

阴性：GFAP

简评：网织纤维染色：显示肉瘤区有丰富的网织纤维，胶质区网织纤维稀少。

二、少突胶质肿瘤 (oligodendroglial tumors)

1. 少突胶质瘤 (oligodendroglioma. WHO Ⅱ)

阳性：oligo-2，S-100，CD57，SOX2

阴性：caveolin

简评：

GFAP：+/−小胶质细胞通常+。

Caveolin：为碱性螺旋-襻-螺旋转录因子，核阳性。星形细胞瘤亦阳性，不能用于鉴别诊断。

synaptophysin：+/−。

Ki-67 指数：约 7%。

遗传学检查：1p−/19q−（注：1p36−微缺失亦见于星形细胞瘤，故 1p36 探针 FISH 对鉴别诊断价值不大。）

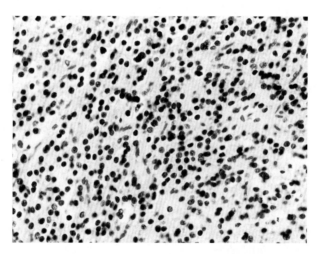

图 13-1　少突胶质瘤　Oligo-2 阳性

2. 间变型少突胶质瘤 (oligodendroglioma. WHO Ⅲ)

简评：Ki-67 指数：常 > 10%。

三、室管膜肿瘤（Ependymal tumors）

1. 室管膜下瘤（subependymoma. WHO Ⅱ）
阳性：GFAP，NCAM，NSE
简评：Ki-67 指数：<1%。

2. 黏液乳头状室管膜瘤（myxopapillary ependymoma. WHO I）
阳性：GFAP，vimentin，S-100，AB／PAS（黏液染色）
阴性：CK

3. 室管膜瘤（ependymoma. WHO Ⅱ）
间变型室管膜瘤（anaplastic ependymoma. WHO Ⅲ）
阳性：EMA，CK7，CK20，CAM5.2，CK34βE12，GFAP，vimentin，S-100，SOX2，nestin，EMA，CD99，TTF-1，NeuN
简评：
EMA：上皮腔缘+；细胞质点状+。
PCK：+／−。
CK7：20%+。
CK20：8%+。
CAM5.2：19%+。
CK34βE12：14%+。

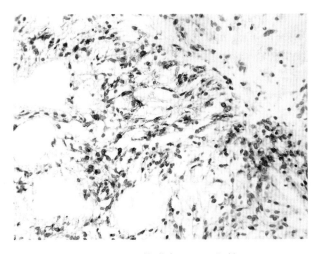

图 13-2　室管膜瘤　EMA 阳性

CD99：膜或胞质点状+（胞质阳性亦见于 GBM，少突胶质瘤，垂体腺瘤等）。

TTF-1：第三脑室的室管膜瘤可+。

NeuN：一些室管膜瘤可出现神经元标志阳性，主要见于间变型。

Ki-67 指数：常<5%；间变型指数常较高，但变异度大。

四、脉络丛肿瘤（choroid plexus tumors）

脉络丛乳头状瘤（choroid plexus papilloma. WHO Ⅰ）

不典型脉络丛乳头状瘤（atypical choroid plexus papilloma. WHO Ⅱ）

脉络丛乳头状癌（choroid plexus carcinoma. WHO Ⅲ）

阳性：vimentin，S-100，GFAP，transthyretin（pre-albumin），CD99，PCK，CK7，EMA，podoplanin，Kir7. 1

阴性：SOX2，caveolin，NeuN，CEA，ER，Ber-Ep4，TTF-1，CK20

简评：

S-100：55%～99%+

GFAP：25%～55%+

transthyretin（pre-albumin）：70%+

CD99：67%+

PCK：95%+

CK7：80%+

EMA：14%+

Syn：+/－

不典型脉络丛乳头状瘤诊断的主要指标是每 10 个 HPF 核分裂≥2 根据（WHO 中枢神经系统肿瘤分类，2007）；免疫组化染色特点与脉络丛乳头状瘤类似。

脉络丛乳头状癌的 GFAP 和 TTR 染色弱于脉络丛乳头状瘤。

五、其他神经上皮肿瘤

1. 星形母细胞瘤（astroblastoma）

阳性：GFAP，S-100，vimentin，EMA，LCK

阴性：CAM5. 2，PCK

简评：

EMA：局灶膜+。

LCK：灶性+。

Ki-67 指数：1%~18%。

2. 血管中心性胶质瘤（angiocenric glioma，ANET. WHO I）

阳性：GFAP+，S-100+，vimentin+，podoplanin+，EMA+

阴性：NSE-，Syn-，CgA-，NeuN-.

简评：

Ki-67 指数：1%~5%。

EMA：胞质内点状+；可有灶性膜+。

3. 第三脑室脊索样胶质瘤（chordoid glioma of the third ventricle. WHO Ⅱ）

阳性：GFAP，vimentin，S-100，EMA，EGFR，merlin

阴性：p53，p21，MDM2，CK

简评：

S-100、EMA：灶性+。

Ki-67 指数：1%~5%。

六、神经元肿瘤、胶质神经元混合性肿瘤（neuronal and mixed neuronal-glial tumors）

1. 婴儿促纤维增生性星形细胞瘤（desmoplastic infantile astrocytoma，DIA）婴儿促纤维增生性节细胞胶质瘤（desmoplastic infantile ganglioglioma，DIG）（WHO I）

阳性：GFAP，S-100，synaptophysin，NF。

简评：

synaptophysin：节细胞或小神经元成分+。

NF：节细胞或小神经元成分+。

Ki-67 指数：<5%。

2. 胚胎发育不良性神经上皮肿瘤（dysembryoplastic neuroepithelial tumor，DNT）（WHO Ⅰ）

阳性：S-100，GFAP，synaptophysin，NF

简评：

synaptophysin、NF：神经元成分+。

GFAP：少突细胞样细胞可为-。

3. 神经节细胞胶质瘤（ganglioglioma. WHO Ⅰ或Ⅲ）和神经节细胞瘤（ganglioma，WHO Ⅰ）

阳性：S-100，GFAP，CD34，SOX2，synaptophysin，NF，MAP2，NeuN

简评：GFAP：胶质成分+。

synaptophysin 、NF、NeuN：节细胞+。

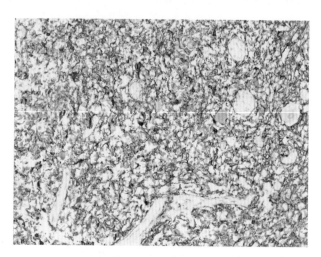

图 13-3　节细胞胶质瘤　GFAP 阳性

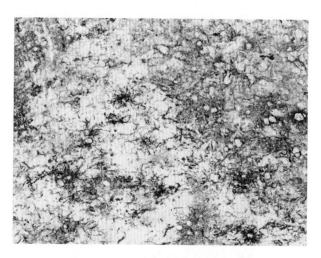

图 13-4　节细胞胶质瘤　CD34 阳性

4. 小脑发育不良性神经节细胞瘤（dysplastic gangliocytoma of cerebellum，Lhermitte-Duclos disease. WHO I）

阳性：S-100、synaptophysin、NF、p-AKT p-S6（phosphorylated AKT 和 S6）、Leu-4、L7、PEP19、calbindin

阴性：PTEN

简评：

synaptophysin：神经元/节细胞成分+。

Leu-4、L7、PEP19、calbindin：少数细胞呈 Purkinje 细胞抗原+

GFAP：+/-

5. 乳头状胶质神经元肿瘤（papillary glioneuronal tumor. WHO I）

阳性：synaptophysin、NSE、CD56、β-tubulin、NeuN、NF、GFAP、oligo2

阴性：CgA

简评：

Ki-67 指数：1%~2%。

synaptophysin NSE、CD56、β-tubulin、NeuN、NF：神经元/节细胞成分+。

GFAP：胶质成分，小胶质细胞+。

oligo2：部分细胞+。

6. 第四脑室伴有菊形团形成的胶质神经元肿瘤（Rosette-forming glioneuronal tumor of the fourth ventricle，RGNT. WHO I）

阳性：synaptophysin、NSE、MAP2、GFAP、S100

简评：

Ki-67 指数：<3%。

synaptophysin、NSE、MAP2：神经元成分+。

GFAP、S-100：胶质成分+。

7. 中枢神经细胞瘤（central neurocytoma. WHO II）和脑室外神经细胞瘤

阳性：synaptophysin、NeuN

阴性：GFAP、NF、CgA

简评：

Ki-67 指数：1%~2%。

NeuN：多数细胞核+。

8. 小脑脂肪神经细胞瘤（cerebellar liponeurocytoma. WHO Ⅱ）和脑室外神经细胞瘤

阳性：NSE，MAP2，synaptophysin，GFAP，NeuN

简评：

Ki-67 指数：平均 2.5%（1%~3%），偶有达 6% 者。

NeuN：多数细胞核+。

GFAP，synaptophysin：脂肪细胞样细胞（+）。

七、松果体区肿瘤（tumors of the pineal region）

1. 松果体细胞瘤（pineocytoma. WHO Ⅰ）

阳性：Retinal S-antigen，Syn，NSE，NF，β-tubulin（Class Ⅲ），tau，PGP9.5，CgA

2. 中等分化的松果体实质肿瘤（pineal parenchymal tumor of intermediate differentiation. WHO Ⅱ）

阳性：Syn，NSE，NF，Retinal S-antigen，CgA

简评：

Ki-67 指数：3%~10%。

3. 松果体母细胞瘤（pineoblastoma. WHO Ⅲ）

阳性：Syn，NSE，NF，β-tubulin（Class Ⅲ），CgA，Retinal S-antigen

简评：GFAP：+/-。

4. 松果体区乳头状肿瘤（papillary tumor of the pineal region. WHO Ⅱ/Ⅲ）

阳性：PCK，CAM5.2，CK18，vimentin，S-100，NSE，MAP2，NCAM，transthyretin，GFAP，EMA

阴性：NF

简评：

GFAP：灶性+。

EMA：胞质点状或膜阳性+。

synaptophysin：+/-。

八、胚胎性肿瘤（embryonal tumors）

1. 髓母细胞瘤（medulloblastoma. WHO Ⅳ）

阳性：神经细胞标志+（synaptophysin，NSE，NeuN，NF，β-tubulin），GFAP+，PCK，EMA

阴性：CD99，SOX2

简评：

Ki-67 指数：苍白岛区较低，结节周围较高。

PCK，EMA：上皮分化区+。

S-100，HMB45：黑色素细胞分化区+。

desmin，myogenin，myosin：肌分化区+。

SOX2：-，幕上 PNET 呈 SOX2+。

C-myc 和 N-myc：大细胞型扩增。

2. 中枢神经系统的原始神经外胚叶瘤（CNS PNET. WHO Ⅳ）

阳性：synaptophysin，NSE，NeuN，NF，β-tubulin，vimentin，GFAP

简评：

GFAP：95%+。

PCK：14%+。

SOX2：80%+（髓母细胞瘤通常不表达 SOX2）。

CD99：31%+。

Ki-67 指数高。

3. 髓上皮瘤（medulloepithelioma. WHO Ⅳ）

阳性：nestin，vimentin，CK，EMA，NF，NSE，Syn，β-tubulin，GFAP

简评：

CK，EMA：局灶+。

nestin：神经上皮成分+。

4. 室管膜母细胞瘤（ependymoblastoma. WHO Ⅳ）

阳性：S-100，vimentin

简评：

GFAP，PCK，NF：+/-。

5. 不典型畸胎样或横纹肌样瘤（atypical teratoid / rhabdoid tumor，AT/RT. WHO Ⅳ）

阳性：GFAP，S-100，Syn，NF，vimentin，SMA，EMA

简评：

GFAP：95%+。

S-100：42%+。

Syn：25%+。

NF：60%+。

SMA：90%+。

NF，PCK：+/−。

INI-1（BAF47／SNF5）：表达缺失（血管内皮为阳性内对照）：最重要的特征性分子改变。

九、神经鞘瘤、神经纤维瘤、神经束膜瘤、恶性外周神经鞘瘤（MPNST）

参见软组织肿瘤章。

十、脑膜肿瘤（meningeal tumors）

脑膜瘤（meningioma. WHO Ⅰ）

不典型脑膜瘤（atypical meningioma. WHO Ⅱ）

间变型脑膜瘤（anaplastic meningioma. WHO Ⅱ）

阳性：vimentin， claudin 1， PCK、CK7、CK19、CAM5.2，S-100，EMA

阴性：CD34，GFAP

简评：

Ki-67 指数：WHO Ⅰ 级，通常<4%（平均3.8%）；Ⅱ级，4%~10%（平均7.2%）；Ⅲ级，>10%（平均14.7），但可有较大变异，目前也不是分级的指标。

EMA：一般为弱或中等强度，可为局灶性。很少如上皮肿瘤的强阳性。

S-100：40%~50%+，一般为细胞质阳性，常为灶性。

分泌型脑膜瘤：胞质包涵体 CEA+。

脊索样脑膜瘤：EMA +，S100 +/−，脊索瘤呈 S100 强阳性，EMA+。

claudin 1：紧密连接相关蛋白

脑膜黑色素细胞瘤（melanocytoma）、弥漫性黑色素细胞增生（melanocytosis）和恶性黑色素瘤（malignant melanoma）

阳性：S-100，melan-A

简评：HMB45：+/-。

十一、淋巴造血组织肿瘤

参见淋巴造血系统章。

十二、生殖细胞肿瘤（germ cell tumor）

1. 生殖细胞瘤（germinoma）

阳性：PLAP，CD117，OCT-4；若有合体滋养叶细胞样成分，可呈 β-HCG+、hPL+，CK 灶性+

阴性：CD30，AFP

简评：

CD117：细胞膜强阳性。

OCT-4：细胞核阳性。

2. 胚胎癌（embryonal carcinoma）

阳性：CK，PLAP，CD30，OCT-4

阴性：Cd117，AFP，EMA

3. 卵黄囊瘤或内胚窦瘤（embryonal carcinoma）

阳性：AFP，CK

阴性：CD117，OCT-4，β-HCG，hPL，CD30

简评：PLAP：+/-。

4. 绒毛膜癌（choriocarcinoma）

阳性：β-HCG、hPL，CK

阴性：CD117，OCT-4，CD30，AFP

简评：PLAP：+/-。

5. 畸胎瘤（teratoma）和混合型生殖细胞肿瘤（mixed germ cell tumor）

可呈复杂的免疫表型，取决于肿瘤中所含成分。

十三、鞍区肿瘤（tumors of the sellar region）

1. 腺垂体梭形细胞嗜酸细胞瘤（spindle cell oncocytoma of the adenohypophysis. WHO I）

阳性：vimentin，EMA，S-100，galectin-3

阴性：CK，GFAP，Syn，CgA，SMA，desmin，CD34

2. 神经垂体细胞瘤（pituicytoma. WHO I）

阳性：S-100，GFAP

阴性：CK，Syn，CgA

3. 神经垂体颗粒细胞瘤（granular cell tumor of neurohypophysis. WHO I）

阳性：S-100

简评：

组织化学显示 PAS+，淀粉酶消化后的 PAS+。

GFAP：-/+。

4. 颅咽管瘤（craniopharyngioma. WHO I）

阳性：PCK，HCK，LCK，p63，CK7，β-catenin

简评：

CK7：乳头瘤型主要在表层上皮+；造釉细胞瘤型呈弥漫着色，基底层-

β-catenin：胞质阳性；核阳性见于造釉细胞瘤型，乳头瘤型-。（注：Ratheke 裂囊肿亦呈核阴性）

EMA，CEA-/+。

十四、其他肿瘤

1. 脊索瘤（chordoma）

阳性：PCK，EMA，S-100

2. 内淋巴囊瘤（endolymphatic sac tumor）

阳性：PCK，EMA

简评：S100：+/-。

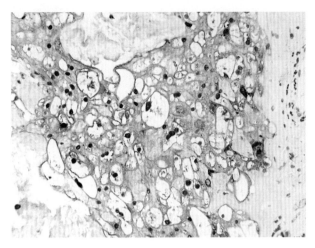

图 13-5　脊索瘤　S-100 阳性

3. 嗅神经母细胞瘤 (olfactory neuroblastoma, esthesioneuro-blastoma)

阳性：Syn，NF，MAP2，S-100

阴性：CD99-

简评：PCK：上皮分化区呈+。

免疫标记的选择主要考虑与神经内分泌癌、未分化癌、恶性黑色素瘤、淋巴瘤以及垂体腺瘤鉴别。

4. 小脑血管母细胞瘤 (hemangioblastoma)

阳性：间质细胞呈 S-100，NSE，CD56，vimentin，Inhibin-α，D2-40+

阴性：EMA，CD10，CAM5.2，RCC（有助于与转移性透明细胞肾细胞癌鉴别）

（周　桥）

第十四章　原发灶不明的转移癌

一、简介

作为一种快速有效、性价比高的辅助手段，对原发灶不明的转移癌（metastatic carcinoma of unknown primary，MCUP）进行鉴别诊断，是免疫组织化学对诊断病理学最大的贡献之一。但在实际应用中需注意以下几点：

1. 脱离形态学，纯粹依赖一种免疫组化标志物的染色结果，对疾病进行诊断是十分危险的。常规组织形态学是病理诊断的基础，当单纯形态学不足以确立诊断时，免疫组化会是最好的辅助手段。

2. 即使目前认为特异性最强的抗体（例如 Thyroglobulin 和 PSA）也并不是完全组织特异性的。即使当今设备和抗体种类最为完备的实验室，依然对某些病例难以确诊。科学地使用一组相关抗体，结果互为印证，才能最大限度实现组化的辅助诊断价值。

3. 可用于诊断的抗体种类每年以指数级递增，我们对每种抗体特异性和敏感性的了解在不断增加，每种疾病建议使用的抗体组合也在不断变化中，这就要求我们及时阅读相关专业书籍，不断更新知识，才能避免因缺少对组化标志物的理解而导致误诊。

4. 根据现有对疾病的理解，我们暂将"原发灶不明的转移性恶性肿瘤"大致分为癌、黑色素瘤、淋巴瘤、生殖细胞肿瘤和肉瘤，此分类的科学性尚需接受实践检验。

二、临床表现

MCUP 是指已经出现转移癌灶，在了解详细病史的情况下，物理检查、影像学检查和生物化学或组织学检测仍不能明确原发部位的病例。即使有现代影像学的帮助，仍有 5% ~ 7% 的恶性肿瘤患者以MCUP 来就诊。

1. 由于 MCUP 的原发灶往往体积小，部位隐袭，肿瘤广泛播散，治疗致使病变消退等因素，仅有 1/3 的患者生前能够获得明确诊断，尸解可以确认 1/2 患者的原发灶，其余 1/6 的患者最终仍无法获知癌的来源。

2. 人们对利用免疫组化技术确认 MCUP 原发部位的性价比还不甚明了。这是因为仅有不到 1/5 的 MCUP 患者能够存活 1 年以上，生前确认原发部位似乎并不能提高生存率。但大多数研究者认为，组化技术对确认 MCUP 患者原发灶是必要的，有利于选择合适的治疗手段，尤其是对于那些适用于激素治疗、联合化疗和放疗的患者。有研究表明，免疫组化技术对 1/5MCUP 患者确认原发部位是必须的，对 2/5 的病例有帮助，而对其余 2/5 的患者能够提示预后。

3. 寻找 MCUP 原发灶时，应综合考虑患者的临床表现、年龄、病史、性别以及确认原发灶的可能性。临床医生还要考虑各种检查对患者造成的身体不适和花费。

4. 寻找 MCUP 原发灶的主要目的是识别出可能具有较好预后前景的患者（包括白血病或淋巴瘤、生殖细胞肿瘤、肺小细胞癌以及来自乳腺、卵巢、子宫内膜、肾上腺、甲状腺和前列腺的癌），并给予合适的治疗。如果可能，请尽可能将局部转移（对治疗反应更佳且预后较好）和远隔转移区分开来。此外，原发于腹膜后和周围淋巴结，以及无吸烟史且年轻的 MCUP 患者预后更好。

5. MCUP 最常见的原发部位包括：胰腺、肺、肾脏和结肠或直肠。

6. 成人 MCUP 大多（40%～60%）是腺癌和未分化癌，但依患者年龄和性别而有所不同。

7. 对淋巴结转移癌的病例，淋巴结的解剖部位能够为寻找原发灶提供一些线索。

（1）颈部淋巴结的转移腺癌最常来自肺（男性）和乳腺（女性），尽管胃肠道和前列腺癌也容易转移到左颈淋巴结。

（2）累及头颈部淋巴结的 MCUP 最常见于头颈部的未分化癌，且大多来自鳞状上皮被覆的黏膜。预后与累及淋巴结的状况有关，N3 期的患者预后较差。淋巴结活检能够揭示 30%此类患者的原发部位，如果治疗得当，大多能获得良好的预后。

（3）腋窝淋巴结出现转移性腺癌的女性，原发灶大多是同侧乳腺。

（4）腹股沟淋巴结的转移癌，如果淋巴结位于股骨三角，多来自下肢；如果位于股骨中部，则多来自肛门直肠和妇科脏器。

8. 出现恶性腹腔渗出液的女性，原发灶多为卵巢、子宫内膜和宫颈，而男性多来自胃肠道（主要是结肠、直肠和胃）。广泛累及腹膜的非妇科转移癌多来自胃和结肠，患者的中位存活时间仅为 3 个月。

9. 伴有恶性胸膜腔渗出的女性患者原发灶多为乳腺，男性多来自肺。淋巴瘤两性人群均可累及。

10. 骨骼肌内的转移癌多来自肺、乳腺、肾脏或泌尿生殖系统。影像学检查对确立此类原发灶具有重要作用。

11. 肝脏是出现转移癌种类最多的单个器官。基于活检穿刺的研究表明，1/3 的肝恶性肿瘤是肝细胞性肝癌，1/2 是明确的转移癌，其余 1/6 难以确诊，免疫组化可使后者近半的病例得到明确诊断。肝脏 MCUP 病例的概况如下。

（1）主要来自胃肠道，结直肠癌居于首位。

（2）肺、乳腺和胰腺胆管的癌也较常见，它们的形态因类似肝原发胆管细胞癌和肝细胞性肝癌（尤其是分化较差者）而容易造成误诊。

（3）前列腺癌肝转移虽少见，但可以发生，且容易被误诊为肝原发性胆管细胞癌。

（4）转移至肝的黑色素瘤并不少见，多来自眼。

（5）总的来讲，如果是女性，应首先考虑结肠、乳腺和肺，如果是男性，结肠、肺和前列腺位于排除名单的前列。

12. 尽管确认脑 MCUP 原发灶（尤其是部位隐袭者）不容易，但将之与原发性胶质瘤鉴别并不难。脑 MCUP 病例的概况如下。

（1）肺是最常见的原发灶，紧随其后的是乳腺、肾、甲状腺和胃肠道。

（2）原发于卵巢、前列腺和胰腺胆道的癌很少转移到脑，而且多在全身广泛播散后才累及脑。

（3）大约 5% 的病例最终仍无法明确原发部位。

（4）大多数脑存活时间是 3~11 个月。

13. 和肝脏一样，肺也是一个非常容易出现转移癌的器官，尤其是腺癌。肺最常见的原发癌和转移癌都是腺癌，鉴别二者往往很难，尤其当仅仅依赖小块经支气管活检或细针穿刺组织时，对病理诊断的挑战性更大。此时，重要的是识别出那些需要化疗和激素治疗或二者都需要的病例，尤其是转移性乳腺癌和前列腺癌。

三、原发灶不明肿瘤的研究方法

1. FNAB 和粗针穿刺是获取此类组织常见方法，前者在一组针对表浅淋巴结的研究中具有约 96.5% 的准确性。有时，临床也可能只送检恶性肿瘤的渗出物。最好先利用冷冻切片和细胞印片对获取的组织进行验证，以确认有足够的样本进行下一步工作。

2. 在进行病理诊断前，需要确认患者的年龄、性别、已知的危险因素、症状持续时间、影像学资料和临床表现。

3. 外科病理学和细胞病理学通常将未分化癌分为大细胞、小细胞和梭形细胞，在此基础上，免疫组化可以协助诊断。

（1）首先利用一组抗体大致划分出肿瘤的分化方向：癌、淋巴瘤、肉瘤或黑色素瘤。

（2）然后使用组织特异性的标志物，例如不同的 CKs 和淋巴造血系统分子标志物等鉴定细胞的分化。

（3）还鉴定特殊的细胞产物（如神经内分泌颗粒），利用一组成熟的细胞标志物（如小细胞性淋巴瘤同时表达 L26 和 CD43）或肿瘤性胚胎性抗原鉴定细胞的种类。

（4）可联合使用组化和电镜进行诊断，本章重点阐述的是免疫组化方法。

四、抗原和抗体的生物学

几乎所有的癌均明确表达 CK，因此单纯和广谱 CKs 是验证具有上皮分化的首选抗体。接下来使用部位特异性 CKs 和细胞产物的特异标志物，能够进一步明确癌的种类。推荐采用以下五个性价比较高的步骤。

（1）使用 CKs、淋巴造血组织、黑色素瘤和肉瘤标志物确认肿瘤细胞系的分化。

（2）确认肿瘤细胞表达 CK 或 CKs 的情况，协助判断特定的肿瘤。

（3）确认是否同时表达 vimentin。

（4）确认是否同时表达其他上皮标记或生殖细胞标记，例如 CEA，EMA，PLAP。

（5）确认是否表达细胞特异性产物、结构蛋白、转录因子或受体，例如神经内分泌颗粒，肽类激素，TG，PSA，PSMA，inhibin，GCDFP-15，villin，TTF-1 或 CDX2，以协助判断肿瘤的具体分化。

五、细胞角蛋白

上皮细胞内共存在 20 种不同的角蛋白多肽，其中 12 种具有酸性等电点，称为I型或酸性角蛋白，另外 8 种具有碱等电点，称为II型或碱性角蛋白。每种类型角蛋白按照分子量从高到低的顺序依次编号（表 14-1）。

20 种角蛋白多肽共构成了大约 30 种角蛋白分子，每个角蛋白分子均呈中性，由异四聚体（两个酸性角蛋白，两个碱性角蛋白）构成。除极少数外，绝大多数角蛋白分子由碱性和酸性角蛋白配对形成。

低分子量角蛋白通常见于除鳞皮外所有上皮组织内，高分子量角蛋白一般出现在鳞皮内（表 14-2）。

表 14-1　最常见的角蛋白及其分布状况

Ⅱ型（碱性）		在正常组织中一般分布	Ⅰ型（酸性）	
角蛋白	分子量（kd）		角蛋白	分子量（kd）
CK1	67	手掌和足底的表皮	CK9	64
		角化鳞状表皮	CK10	56.5
CK2	65	所有部位的表皮	CK11	56
CK3	63	角膜	CK12	55
CK4	59	非角化性鳞状上皮	CK13	51
CK5	58	鳞状上皮和腺上皮的基底细胞，肌上皮，间皮	CK14	50
		鳞状上皮	CK15	50
CK6	56	鳞状上皮，尤其是增生性的	CK16	48
CK7	54	单纯上皮	CK17	46
CK8	52	腺上皮的基底细胞，肌上皮	CK18	45
		单纯上皮，大多数腺上皮和鳞状上皮（基底层）	CK19	40
		胃肠单纯上皮，Merkel 细胞	CK20	46

表 14-2　角蛋白抗原和抗体

CK 抗原	抗体克隆	注释
CK8	35BH11	单纯上皮发生的癌
CK8	CAM5.2	单纯上皮发生的癌
Pankeratin	AE1/AE3	单纯上皮和复杂上皮发生的癌
CK1/10	34B4	鳞癌
CK7	OV-TL 12/30	非胃肠道来源的癌，胃肠道癌的个别细胞
CK20	K20	绝大多数胃肠道的癌，卵巢黏液腺癌，胆管癌，尿路上皮癌和 Merkel 细胞癌
CK19	RCK108	绝大多数癌，很多具有鳞状分化的，肌上皮
CK1/10/5/14	34βE12	前列腺的基底细胞，多数导管源性癌
CK18/19	PKK1	绝大多数癌
CK10/11/13/14/15/16/19	AE1	绝大多数鳞状病变和很多癌
CK8/14/15/16/18/19	MAK-6	绝大多数癌

有研究表明，即使在坏死的癌组织内，也至少有78%的病例显示一种或多种CK，且特异性达100%。

（一）单纯上皮细胞角蛋白

胚胎发育中最先出现的角蛋白，见于几乎所有单纯性（非复层的）、导管和假复层上皮组织，对鉴定上皮分化非常有用。CK8/CK18：除鳞癌外，几乎所有的间皮瘤和癌均表达，有些脏器（如肝脏）只表达CK8/CK18。对最初识别癌的分化十分有用。

1. CK19 分子量最低的角蛋白，组织分布类似于CK8/18，并可见于鳞状上皮黏膜和表皮的基底层，是验证上皮分化的一个很好标志物。单克隆抗体AE1和AE1/AE3均可用于标记CK19，单克隆抗体CK19-RCK108可以在福尔马林固定的组织中识别CK19。肝细胞癌中CK19阴性或极少阳性。

2. CK7 目前，所有CK7分布情况的信息，是分别用OV-TL12/30和RCK105抗体在石蜡和冷冻组织中获得的。前者需要用胰酶或热修复。

在正常组织内的分布情况：与CK8/18相似，CK7可见于很多单纯性、假复层和导管上皮及间皮。但不表达或极少出现在结肠上皮、肝细胞和前列腺腺泡组织。尿路上皮阳性，但（除宫颈外）鳞状上皮一般为阴性。可表达于血管内皮细胞，肠黏膜、宫颈内膜和淋巴组织内的小静脉和淋巴管内皮，此点易造成误诊。

肿瘤组织中主要存在三种表达模式：①弥漫强阳性：涎腺，肺，乳腺（乳腺和乳腺外的Paget细胞通常也阳性），卵巢，子宫内膜，膀胱和胸腺。还有间皮瘤，神经内分泌肿瘤，胰腺和胆管腺癌和纤维板层型肝细胞癌；②大部分细胞不同程度表达：胆管和胃的肿瘤；③阴性或仅个别细胞阳性：肝细胞性肝癌，十二指肠壶腹部癌，结肠癌（但20%~50%不伴肛周Paget病的直肠腺癌细胞可表达CK7）和肾上腺皮质肿瘤。

常用于以下肿瘤的鉴别（表14-3）：①尿路上皮癌＋与鳞癌－；②结直肠癌罕见或－与肺、乳腺、胸腺和卵巢癌多＋；③子宫内膜和胰腺癌＋，神经内分泌肿瘤＋/－。

表 14-3　某些肿瘤中 CK7/CK20 的主要表达情况

CK7+/CK20+	尿路上皮癌，胰腺癌，卵巢的黏液腺癌
CK7+/CK20-	肺（非小细胞及小细胞）癌，乳腺（导管和小叶）癌，卵巢非黏液癌，子宫内膜癌，宫颈鳞癌，间皮瘤
CK7-/CK20+	结肠癌，Merkel 细胞癌
CK7-/CK20-	肺鳞癌，前列腺癌，肾细胞癌，肝癌，胸腺

　　虽然 CK7 在肿瘤鉴别诊断中具有较高特异性，但可偶见于一些肿瘤（表 14-4）。

表 14-4　CK7 在肿瘤中的表达百分率

肿瘤	表达百分率（%）
肺腺癌，卵巢腺癌，涎腺的所有肿瘤，子宫内膜癌	100
甲状腺的所有肿瘤，乳腺导管和小叶癌，肝胆管癌，胰腺腺癌，宫颈鳞癌	>90
间皮瘤，神经内分泌癌	约60
肺小细胞癌，胃腺癌	约40
头颈部鳞癌，肾腺癌	约25
生殖细胞肿瘤，结肠癌	<10
肾上腺癌，前列腺癌，胸腺瘤	0

　　如果淋巴结、肝或脑内的转移癌 CK7 强阳性，提示来源于肺，乳腺，卵巢，子宫内膜，膀胱和神经内分泌系统。但肺转移癌 CK7 阳性者，尚需配合其他标记除外肺原发癌。

　　3. CK20　主要分布于胃肠道上皮及其肿瘤，卵巢黏液性肿瘤，胰腺癌，胆囊癌，Merkel 细胞肿瘤和尿路上皮癌。与 CK7 联合使用可用于鉴别：肺原发腺癌与转移性结肠癌或胰腺癌（表 14-5）；肺的小细胞癌和 Merkel 细胞癌；肺原发鳞癌与转移性尿路上皮癌（表 14-6）；肝转移性结肠癌与胰腺胆管源性癌；肝细胞性肝癌与胆管细胞癌（表 14-7）。

表 14-5　CK7 与 CK20 在肺原发腺癌与转移性结肠癌/胰腺癌的不同表达

	肺原发腺癌	肺转移性结肠癌	肺转移性胰腺癌
CK7	+	−，罕见+	不同程度+
CK20	<10%+，且为灶状	+	不同程度+

表 14-6　肺原发鳞癌与转移性尿路上皮癌的免疫组化鉴别

	K903 *	CK7	CK20
肺原发鳞癌	+	−	
肺转移性移行细胞癌	+/−	+	+

注：* 可标记一组高分子量角蛋白，识别 CKs 的种类和作用同 34βE12

表 14-7　肝细胞性肝癌与胆管细胞癌的免疫组化鉴别

	CK7	CK20	CK8	CK18	CK19	AE1/AE3
肝细胞性肝癌	−	−	+	+		罕见 /−
胆管细胞癌	+	+	+	+	+	+

　　虽然 CK20 在肿瘤鉴别诊断中具有较高特异性，但偶可见于某些肿瘤（表 14-8）。

表 14-8　CK20 在肿瘤中的表达百分率

肿瘤	表达百分率（%）
结肠腺癌，皮肤的 Merkel 细胞	100
胰腺癌，胃腺癌	约 55
肝胆管细胞癌，膀胱移行细胞癌	约 35
肺	
普通型腺癌	10
黏液性细支气管肺泡癌	25
杯状细胞型胶样癌（同时可表达 CDX2）	50
类癌，小细胞癌，鳞癌	0
肝细胞性肝癌，胃肠道的类癌，头颈部鳞癌，卵巢腺癌	<10
肾上腺皮质癌，宫颈鳞癌，食管鳞癌，生殖细胞肿瘤，肾癌，间皮瘤，前列腺癌，所有涎腺肿瘤，所有甲状腺肿瘤，胸腺瘤，子宫内膜癌，乳腺（乳头或黏液癌亚型可阳性）导管和小叶癌	0

单纯上皮细胞角蛋白小结：虽然这些角蛋白在验证癌的分化时十分有用，但有时可在非癌的组织中表达（表14-9）。同时，CD45可见于某些未分化的神经内分泌癌中，CD30可表达于胚胎癌。因此，联合使用一组抗体，并对染色的强度和着色方式进行综合分析十分重要。

表 14-9　角蛋白在某些癌和间皮瘤中的表达情况

	AE1/3	CAM5.2	CK7	CK20	CK5
肝细胞性肝癌	R-N	+	N	N	N
纤维板层型肝细胞肝癌	R-N	+	+	N	N
肝转移癌	+	+	S	S	S
胆管细胞癌	+	+	S	S	S
上皮样血管内皮瘤	S	S	N	N	N
肺非小细胞癌	+	+	+	R-N	S
间皮瘤	+	+	+	N	+
肺小细胞癌	+	+	+	N	N
鳞状上皮	+	S	R-N	N	+
移行上皮	+	+	+	+	+
前列腺	+	+	N	N	N
肾细胞	+	+	N	N	N
子宫内膜	+	+	+	N	N
结肠	+	+	R-N	+	N
胰腺和胆道	+	+	S	S	R-N
卵巢浆液性肿瘤	+	+	+	N	S
卵巢黏液性肿瘤	+	+	+	+	R-N
乳腺	+	+	+	R	S
Merkel 细胞	+	+	R-N	+	N

注：+阳性；S有时阳性；R罕见阳性；N阴性

（二）复层上皮角蛋白：复合角蛋白

高分子量角蛋白见于复层上皮，少见于内脏的单纯型上皮。抗体34βE12或K903可同时识别多种（1，2，5，10，11和14/15）高分子量角蛋白，可用于：①标记前列腺的基底细胞和导管及腺体的肌上皮，对于除外前列腺浸润癌、在乳腺组织中鉴别浸润性导管癌、原位癌和硬化性腺病十分有用；②高分子角蛋白出现于复层上皮和鳞状上皮的基底层，因此 K903 常可用于标记鳞状细胞（富含高分子量角蛋白）的分化。

导管源性上皮（乳腺、胰腺、胆道和肺）常常显示强且弥漫的高分子量角蛋白阳性，而内脏上皮（结肠、胃、肾脏和肝）多灶状阳性。

CK14（抗体 LL002）是标记线粒体的有效抗体，因此是对甲状腺正常和肿瘤性嗜酸细胞敏感而特异的标志物。对其他脏器的嗜酸细胞尚需更多的研究证实。

CK5：对鉴别间皮的转移癌和上皮性间皮瘤（100% 阳性）十分有用，但约 30% 的肺腺癌也可灶状阳性。此外，胸腹腔淋巴结窦内偶然异位的间皮细胞容易被误诊为转移癌，如果 CK5 弥漫阳性，可有助于除外转移癌。

几乎所有的鳞癌、半数尿路上皮癌和许多未分化大细胞癌阳性，与 p63（鳞癌和尿路上皮癌多阳性）联合应用，对识别鳞癌的分化具有很高的敏感性和特异性。

还用于标记乳腺和腺体的肌上皮以及前列腺的基底细胞。有些卵巢癌也阳性。

（三）细胞角蛋白在非上皮细胞内的表达

某些非上皮性肿瘤（表 14-10）中存在细胞角蛋白（最常见的是 CK8 和 CK18，其次是 CK19）。与癌和肉瘤样癌弥漫强阳性不同，CK 在此类肿瘤中多为散在阳性。此外，某些伴有上皮分化的软组织肿瘤和骨肿瘤（包括滑膜肉瘤，上皮样肉瘤，软骨瘤，MPNST 和长骨的造釉细胞瘤）中，上皮分化区域也会表达 CK。

表 14-10　低分子量角蛋白在某些肉瘤中的表达情况

肿瘤种类	表达百分率（%）
平滑肌肉瘤，脂肪肉瘤	约 25%
胃肠道间质瘤，PNET	约 50%
血管肉瘤	约 30%
MPNST，恶性纤维组织细胞瘤，纤维肉瘤	约 5%
横纹肌肉瘤，罕见胸膜的孤立性纤维性肿瘤，子宫内膜间质肉瘤	有表达，比例不详

在用丙酮或酒精固定的冷冻组织，包括用酒精固定（细针穿刺中的标准固定方式）的细胞学样本，CK 阳性的细胞会明显增多，此现

象可能会对诊断造成一些困惑。如恶性黑色素瘤，在常规福尔马林固定、石蜡包埋组织内，CK8/18 的阳性率大约为 1%，且仅为灶状。而酒精固定的冷冻切片中阳性细胞会大大增多，因此容易被误诊为癌。

虽然胶质细胞中没有细胞角蛋白，但因某些抗体（尤其是 AE1 和 34βE12）可能与 GFAP 有交叉反应，正常和肿瘤性星形胶质细胞会出现 CK 假阳性。建议在中枢神经系统中使用 CAM5.2（与胶质细胞没有反应）来验证癌的分化，以避免误诊。

脑膜瘤（尤其是分泌型）中约 1/3 可以表达 CK。

淋巴结、扁桃体和脾脏副皮质区滤泡外指状突细胞可以显示低分子量 CK（通常为 CAM5.2，偶然是 AE1/AE3）阳性。因此，当通过 CK 来辨认淋巴结被膜下窦内的微小乳腺癌转移灶时，一定要除外 CK 阳性的树状突细胞。此外，在淋巴结细针穿刺和印片中不能仅凭 CK 阳性就断定转移癌，一定要结合形态学特点。

浆细胞，浆细胞瘤和（多达 30% 的）ki-1 阳性间变性大细胞淋巴瘤 CK 可以阳性，后者还可以表达 EMA，因此常常难以确诊肿瘤的性质。但在绝大多数情况下，上述淋巴瘤仅对广谱 CK 显示偶见灶状的阳性信号。对浆细胞瘤也是一样，应当使用包括 CD138，κ 和 λ 在内的一组抗体进行诊断。

CK 的组化染色与福尔马林固定的时间有密切关系。一般来讲，在 10% 的福尔马林固定两天以上者比固定几个小时者需要更长时间进行酶的消化。而且绝大多数 CK 抗体需要抗原修复。

建议联合使用一组抗体来解决诊断中的问题：联合使用 CK7，CK20 和 CK5 或其他 CK 抗体，同时标记其他中间丝蛋白（如 vimentin），并补充其他上皮标志物（如 CEA 和 EMA），或利用标记特殊细胞产物（例如神经内分泌颗粒）的抗体，在鉴定肿瘤类型时能够获得更为特异的结果。

六、常同时表达 vimentin 的癌

组织内的间叶细胞和内皮细胞一般均表达 vimentin，它们可以作为阳性内对照。如果这些细胞没有染出阳性结果，提示整个组织的抗原受到了严重损伤或染色方法存在严重问题。

渗出液内的癌细胞均表达 vimentin，不具有诊断意义。

上皮性和肉瘤样间皮瘤通常 vimentin 阳性。

并非间叶组织所特有，包括癌在内的很多肿瘤均表达 vimentin。但不同种类的癌表达程度不同（表 14-11），了解此点有助于鉴别诊断。

表 14-11 癌组织中同时表达 CK 及 vimentin 的大致情况

常同时表达 （>50%）	子宫内膜腺癌和恶性中胚叶混合瘤，卵巢浆液性癌，肾细胞癌，涎腺多形性癌，梭形细胞癌，甲状腺滤泡癌
少同时表达 （<10%）	宫颈腺癌，非浆液性卵巢癌，结肠腺癌，乳腺导管-小叶癌，肺非小细胞癌，前列腺癌

七、一些组织特异性的标志物

这些标志物虽然不是完全组织特异的，但在某些组织内的表达具有一定的特点，因此与其他抗体联合使用时，对鉴别诊断具有一定帮助。

1. CEA　CEA 是一种糖蛋白，市售有针对不同抗原决定簇的多种抗体。多克隆抗体通常与非组织特异性抗原反应，敏感但特异性差。肝细胞源性肿瘤不与单克隆 CEA（mCEA）抗体反应，但由于多克隆 CEA（pCEA）抗体与肝细胞毛细胆管的胆源性糖蛋白-1（biliary glycoprotein 1）具有交叉反应，因此在肝细胞源性肿瘤呈现独特的毛细胆管周（多数肿瘤细胞胞质或胞膜阳性）的染色方式。在肝细胞肿瘤中呈现此种特有染色方式的还有 CD10 和 villin。

CEA 在腺癌中的表达概况如下。与 CKs 抗体联用，CEA 对某些肿瘤的鉴别诊断有一定帮助（表 14-12）。

CEA+：鼻窦腺癌，肺腺癌，结肠腺癌，胃腺癌，胆管腺癌（多克隆抗体，显示为毛细胆管周的着色方式），胰腺腺癌，汗腺腺癌，乳腺腺癌。

CEA-：前列腺腺癌，肾癌，肾上腺腺癌，子宫内膜腺癌，卵巢浆液性癌。

表 14-12　CEA 与 CKs 联和在肿瘤诊断中的应用

	CK7	CK20	CEA
肺腺癌	+	-	+
结肠腺癌	-	+	+
乳腺导管-小叶癌	+	-	常常+
卵巢癌	+	+/-	-

与 CD31，CD34，FⅧ和 CK 联用，pCEA 对肝细胞性肝癌与肝脏上皮样血管内皮瘤（CK 不同程度阳性，CEA 阴性）的鉴别有一定意义。此外，与正常肝脏不同，肝细胞肿瘤的窦内皮显示 CD34 阳性，因此，CD34 常常（尤其是在小块活检组织中）被用来鉴别转移性或原发性肝癌和非肿瘤性肝组织。

2. hepPar-1 抗体标记肝细胞内一种功能未知的蛋白，对肝细胞分化的特异性很高（达 79%）。某些膀胱和胃腺癌中可以见到肝细胞性肝癌的分化多克隆 CEA+，Hepar-1+和窦内皮 CD34+。此外，卵巢肿瘤中的肝样癌成分也显示 HepPar-1+。在胃印戒细胞癌通常弥漫性，而乳腺和结肠的印戒细胞癌阴性。

MOC-31（DAKO）可以检测一种多见于上皮和癌细胞表面的糖蛋白，与 HepPar-1 和 pCEA 联用，对鉴别原发和转移性肝癌的准确率可达 99%（表 14-13）。

表 14-13　原发肝癌与转移性肝癌的鉴别诊断常用抗体

- 肝细胞性肝癌：CEA，villin 和 CD10（86% 的病例）呈现毛细胆管周的着染方式。CAM5.2+，AE1/AE3-，CK7/CK20-，CD34 窦内皮+，Hepar-1+，MOC-31-，TTF-1 71% 的病例胞质+。
- 胃肠道，肺，乳腺，胸腺，宫颈和原发性胆管腺癌：CEA+，AE1/AE3+，CK7/CK20 不同程度阳性，MOC-31+
- 非精原细胞瘤性生殖细胞肿瘤：AE1/AE3+，PLAP+
- 乳腺癌：CEA 有时+，CK7+，GCDFP-15+
- 前列腺，肾，子宫内膜，肾上腺和卵巢浆液性肿瘤及间皮瘤：CEA-
- 肝脏上皮样血管内皮瘤：CD31/CD34+，FⅧ+，CAM5.2 有时+，CEA-

3. epithelial membrane antigen（EMA，上皮细胞膜抗原） 是一种最初从乳腺黏液复合物中发现的穿膜糖蛋白，表达于正常乳腺上皮的腔面，肿瘤细胞中表达增加，并可见于整个细胞膜四周。市售有多种抗体，分别针对不同的抗原决定簇，对上皮性肿瘤分化具有 85% 的敏感性和 89% 的特异性。可显示为膜或胞质阳性，或二者同时阳性。

由于 CK 在某些未分化癌中很少或仅灶状表达，因此 EMA 多作为一种显示上皮分化的补充标志物来使用，它在癌和非上皮组织中的表达状况见表 14-14。

表 14-14　EMA 在癌和非上皮组织中的表达状况

通常阳性	皮肤及附属器，乳腺，肺，胆管，胰腺，涎腺，尿路上皮，子宫内膜，宫颈内膜，前列腺导管，甲状腺，间皮瘤，肉瘤样癌，脉络丛肿瘤，脑膜瘤，神经母细胞瘤和肝母细胞瘤
基本阴性	生殖细胞肿瘤（除滋养叶细胞肿瘤和畸胎瘤外），恶性黑色素瘤
非上皮组织内灶状阳性	浆细胞，网质红细胞，霍奇金淋巴瘤中的 L&H 细胞，非霍奇金淋巴瘤中的个别细胞，大细胞间变淋巴瘤，恶性神经鞘瘤，滑模肉瘤，平滑肌肉瘤，恶性纤维组织细胞瘤

　　EMA 在恶性间皮瘤中强阳性，反应性间皮增生中弱阳性，正常间皮细胞弱阳性或阴性。鉴别渗出液中的腺癌细胞与反应性间皮细胞需要综合应用包括 CK5/6，CEA，CD15 和 BerEP4 在内的一组抗体。

　　EMA 在某些造血细胞和其肿瘤中阳性（表 14-14），因此要联合使用 CK 和其他抗体（例如 LCA）来协助鉴别诊断。

　　4. PLAP　除精母细胞性精原细胞瘤外，PLAP 表达于所有生殖细胞肿瘤，并着色于胞膜和胞质。10% ~ 15% 非生殖细胞的癌（如 müllerian 源性癌以及来自胃肠道、肺、乳腺和肾的癌）也会表达 PLAP，但联合使用 EMA（生殖细胞肿瘤多阴性）可协助诊断。

　　5. OCT-4　OCT-4 是一种转录因子，涉及多潜能干细胞的启动、维持和分化。对精原细胞瘤和胚胎癌具有高度敏感和特异性，约 90% 的肿瘤细胞显示核阳性。其他生殖细胞肿瘤阴性，卵巢透明细胞癌可显示某种程度的阳性。

　　正确诊断生殖细胞肿瘤（包括精原细胞瘤，胚胎癌，内胚窦瘤和绒癌）十分重要，这是因为它们的治愈率较高（即使是进展期病例）。综合使用多种单纯 CKs，EMA，PLAP，OCT-4，a-FP 和 HCG 通常能够获得正确诊断（表 14-15）。

表 14-15　生殖细胞肿瘤鉴别诊断的常用抗体

	CAM5.2	PLAP	OCT4	EMA	其他
精原细胞瘤	R-N	+	+	-	
胚胎癌	+	+	+	-	a-FP R-N, CD30+
内胚窦瘤	+	+	-	-	a-FP +
绒癌	+	+/-	-	-/+	HCG +

　　注：R-N：罕见阳性或阴性

八、与肿瘤分化相关的细胞特异性产物

还有一些针对细胞特异性产物的抗体能够帮助我们进一步确认 MCUP 的具体来源。

1. 神经内分泌抗体　多用于鉴别特定器官（如肺、甲状腺、结肠和肾上腺）的肿瘤类型，一般不作为鉴别未分化癌的一线抗体使用。此类抗体的敏感性和特异性都不太理想，需要多种抗体联合使用。癌组织内偶见几个神经内分泌抗体阳性的细胞不足以判断神经内分泌癌。最后诊断需要综合考虑临床表现、影像学所见、组织学特点和组化染色结果。

2. Chromogranins（嗜酪素）　嗜酪素（包括 A、B 和 C）是神经内分泌颗粒中水溶性蛋白的主要成分，其中 chromogranin A 含量最丰富。其在组化染色中的量与电镜下神经内分泌颗粒的多少密切相关。单克隆抗体 LK2H10 的特异性接近 100%，但因染色强度随肿瘤的分化降低而变弱，它的敏感性只有 85%。其中，对典型类癌的敏感性最差（约 50%）。

3. Synaptophysin（Syn，突触素）　是一种神经内分泌颗粒包膜中的糖蛋白，单克隆抗体 SY38 可识别的范围十分宽泛，比 CgA 敏感性高，但特异性差。据称，是鉴定具有神经内分泌分化特点的转移癌最为有用的抗体，但其阳性本身不足以判定神经内分泌癌，必须要结合形态学。Syn 是转移性大细胞神经内分泌癌中最常阳性的标志物。Syn、CgA、bombesin 和 NSE 在肺小细胞癌中的阳性率依次为 79%、47%~60%、45% 和 33%~60%。约 8% 的肺非小细胞肺癌 Syn 阳性。

4. Leu-7（白细胞介素 7），又名 CD57　使用单克隆抗体 HNK-1 来识别，在标记 T 细胞时，阳性结果提示自然杀伤细胞的分化。可以识别中枢和外周神经髓鞘上的一种髓鞘相关糖蛋白。在胃肠道的嗜铬细胞、胰岛细胞、胰岛细胞的肿瘤、类癌、嗜铬细胞瘤和非小细胞癌中也可呈现阳性。敏感性和特异性均不如 Syn 和 CgA，必须与其他抗体联合使用。

5. Neuron-specific enolase（NSE，神经特异性烯醇化酶）　见于许多正常和肿瘤性的神经内分泌细胞，主要表达于脑组织中。可出

现在几乎所有的肿瘤中，不推荐作为筛查神经内分泌肿瘤的一线标志物。需要与其他神经内分泌分化的标志物（例如 Syn 和 CgA）联合使用，并结合形态学。

6. Peptide hormones（肽类激素） 正常情况下，被隔离在特异的组织内，当此类组织发生肿瘤时常常会表达。不同部位分化差的神经内分泌肿瘤可表达特征性的肽类激素：胰岛细胞的肿瘤可以表达胰岛素、高血糖素、生长抑素和促胃液素；45%的肺非小细胞癌表达 bombesin；甲状腺髓样癌表达降钙素。

神经内分泌肿瘤表达具有一定特征性的 CK 谱系：几乎所有肿瘤 CK8（CAM5.2）和 CK18 阳性；有时 CK7（+）；但 CK20 和高分子量 CK（例如 K903）阴性。与肺小细胞癌（CK7+，CK20−）相反，67% 的 Merkel 细胞癌特征性地表达 CK20，但 CK7 阴性。

某些外周的神经内分泌癌 TTF-1+（详见下）。

某些胃肠道的神经内分泌癌可能 CDX2+（详见下）。

7. Thyroglobin（甲状腺球蛋白） 一种糖基化蛋白，为甲状腺激素的产生提供碘化位点，对甲状腺滤泡上皮具有特异性。绝大多数甲状腺癌（主要是形态典型的滤泡癌和乳头状癌）表达，但间变的未分化癌可能仅个别细胞阳性。与 CEA（甲状腺癌阴性）联合应用有助于鉴别诊断。髓样癌中可见散在 Thyroglobin 阳性细胞，相反，低分化滤泡癌可表达 calcitonin。10%~25%的病例骨髓幼稚白细胞可以阳性。

8. Thyroid transcription factor-1（TTF-1，甲状腺转录因子-1） 是一种定位于细胞核的组织特异性转录因子，见于甲状腺组织和各种甲状腺肿瘤中。可见于肺癌，包括：95%的各种神经内分泌肿瘤；75%的腺癌；63%的非小细胞癌和10%的鳞癌。对鉴别原发和转移性的肺肿瘤十分有用，尤其当与 CK7/CK20 和 CEA 联合应用时。很少表达在甲状腺和肺以外的癌，但肺外（前列腺、膀胱、宫颈、胃肠道和乳腺）的小细胞癌常阳性。虽然71%的肝细胞性肝癌可以阳性，但阳性信号见于胞质，而不是胞核。

现列举几种利用 TTF-1 做鉴别诊断时的抗体组合方式（表 14-16）：

表 14-16　利用 TTF-1 做鉴别诊断时的抗体组合方式举例

	肺腺癌	恶性间皮瘤		肺腺癌	乳腺癌肺转移
TTF-1	+	−	TTF-1	+	−
CEA	+	−	GCDFP-15	−	S
Bg8	+	−	ER/PR	−	S
CK7	+	+	CEA	+	+
MOC-31	+	R−N	CK7	+	+
CK20	S	R−N			
WT-1	N	+		肺腺癌	甲状腺癌肺转移
mesothelin	N	+	TTF-1	+	+
BerEP4	R	+	CEA	+	−
calretinin	R	+	thyroglobulin	−	S
CK5/6	R−N	+			

9. villin　一种钙离子依赖的 actin-binding 细胞骨架蛋白，是肠上皮和肾近曲小管上皮刷状缘（超微结构为微绒毛）的结构成分。微绒毛是结肠癌的特征性结构，并可见于约 1/3 肺癌，因此，villin 可用于鉴定结肠癌和部分肺癌。联合使用 CK20，可将二者进一步鉴别开来。villin 在肝细胞性肝癌中的表达类似于多克隆 CEA，呈现围绕毛细胆管的着色方式。

10. CDX2　肠特异性转录因子，调节十二指肠到直肠上皮细胞的增殖和分化。对绝大部分结肠和小肠的腺癌敏感性和特异性均非常高，胃和食管肿瘤亦有较高表达，并可见于胰腺和胆道腺癌（表 14-17）。不过，CDX2 在部分伴有错配修复基因异常的结肠癌中表达明显下降。

表 14-17　CDX2 和 villin 在不同组织腺癌中的阳性百分率

癌	CDX2	villin
结肠	99	82
十二指肠	100	100
胃	70	42
食管	67	78
胰腺	32	40
胆管	25	60
卵巢黏液癌	64	64
膀胱	100	100
甲状腺	4	0
前列腺	4	0

CDX2 对于神经内分泌癌的特异性不高。胃肠道和胃肠道外的神经内分泌癌均显示大约 40% 的阳性率。

由于膀胱腺癌来自肠脐尿管，因此 CDX2 的阳性率非常高。建议联合使用下面一组抗体鉴别膀胱原发腺癌和结肠癌膀胱转移（表 14-18）。

表 14-18　膀胱原发腺癌和结肠癌膀胱转移的鉴别诊断

	β-catenin	CK7	thrombodulin
膀胱原发腺癌	–	–	–
结肠癌膀胱转移	+	不同程度+	+

其他形态上类似于肠癌的黏液性肿瘤，例如（100%）肺伴有杯状细胞的胶样癌、某些（64%）卵巢黏液腺癌和某些（约 20%）子宫内膜样癌，CDX2 也阳性。TTF-1 和 CK7，并联合使用 villin、vimentin 及 ER 可协助进一步鉴别诊断。

偶见于少数前列腺和甲状腺癌，联合使用 villin（表 14-13）可增加特异性。

在肝细胞性肝癌、肾癌、乳腺癌、肺癌、宫颈癌（包括肠型）和涎腺癌为阴性。

11. Prostate-specific antigens（PSA，前列腺特异性抗原）　联合使用 PSA 和 PAP（prostate acid phosphate，前列腺酸性磷酸酶）对前列腺癌的敏感性可达 95%。不过，随着 Gleason 分级的增高，二者的敏感性会有所下降。PSA 对各种亚型（黏液型、印戒细胞型和子宫内膜样亚型）前列腺癌均具有很高的特异性。对转移性前列腺癌亦如此，且不受组织脱钙的影响。但需要注意：

（1）PSA 可出现在约 1/3 的乳腺癌和小汗腺癌、脐尿管周围的腺体和腺性膀胱炎、脐尿管残件和某些肛管周围的腺体中。

（2）原发及转移性恶黑细胞均可见散在细胞 PSA 阳性，CAM5.2（前列腺癌强阳性）可协助鉴别诊断。

（3）涎腺导管癌通常对 PSA 和 PAP 均呈灶状阳性，并可表达 AR（androgen receptor，雄激素受体），此时，最后诊断需要密切结合临床。

PAP 还可见于其他包括后肠类癌在内的很多肿瘤。

12. Prostate-specific membrane antigen（PSMA，前列腺特异性膜抗原）　是一种部分类似于转铁蛋白受体的结构蛋白。与 PAP 不同，PMSA 在细胞癌变后表达量增加，因此在 Gleason 分级较高的癌组织中阳性信号会更强。虽然 PMSA 对前列腺癌具有很高的特异性，但也可见于结肠的神经内分泌癌、乳腺和涎腺组织。联合使用 PSA，PAP 和 PMSA 几乎可以探查到所有转移性前列腺癌，不过要结合临床并辅助使用其他抗体，除外来自乳腺、涎腺、胰腺和肛管腺的癌。

13. Alpha-methylacyl-CoA racemase（AMACR，α 甲基酰基辅酶 A 消旋酶）

一种由 P504S 基因编码的线粒体过氧化物酶，可见于前列腺组织、多种癌（结肠、卵巢、乳腺、膀胱、肺和肾）、黑色素瘤和淋巴瘤，对前列腺癌并不特异。

目前主要用于前列腺穿刺组织中对良性病变和癌的鉴别：当使用多克隆抗体时，可见于 83% 的癌，64% 的高级别 PIN 和 36% 的萎缩腺体；当使用单克隆抗体（13H4）时，可见于 100% 的癌和 12% 的良性腺体，萎缩腺体阴性。因此，一定要与基底细胞的标志物（如 p63 和 k903 等）联合使用才对前列腺癌具有较高特异性。在前列腺癌细胞中特异性的着染方式是位于腔面或主要位于腔面。

在前列腺尿道部的肾源性腺瘤（缺乏基底细胞）中呈弥漫阳性，容易造成误诊。

14. Renal cell carcinoma（RCC，肾细胞癌）antigen（抗原）

RCC 抗原是一种糖蛋白，存在于许多正常细胞（近曲小管的刷状缘、乳腺腺泡、附睾、甲状旁腺和甲状腺）的表面和胞质中。约 1/3 的乳腺肿瘤、胚胎癌和所有甲状旁腺腺瘤为阳性。

对肾癌的标记特点：

（1）较高的特异性：仅 2% 的非肾源性转移癌（大多为转移性乳腺癌）阳性。

（2）相对较低的敏感性：仅 80% 原发肾癌（84% 透明细胞癌，96% 乳头状癌，45% 嫌色细胞癌，25% 的肉瘤样癌和 0 的集合管癌）阳性，其他包括嗜酸性腺瘤在内的其他肾肿瘤阴性；仅 67% 的转移性肾癌阳性。

转移性透明细胞癌的鉴别诊断：转移性透明细胞癌（可能来自肾、肾上腺、肺、肝和卵巢）常常给病理诊断带来很多困惑，转移至胸膜者还需除外间皮瘤，现介绍和总结（表 14-19）一组可用于鉴别诊断的抗体：

a-inhibin：是一种功能类似于 TGF-β 的糖蛋白二聚体，见于卵巢颗粒细胞、睾丸间质细胞、肾上腺皮质、胎盘和垂体。对卵巢性索间质肿瘤、鉴别肾上腺皮质肿瘤与转移到肾上腺的肾细胞癌具有高度特异性和敏感性。

抗体 A103：可识别黑色素瘤细胞的抗原 Melan-A，几乎不会出现在肾上腺皮质肿瘤（50% 阳性，尤其是癌）和黑色素瘤以外的肿瘤中。对于识别肾上腺皮质肿瘤，a-inhibin 的敏感性较好，而 A103 的特异性更强。

Ad4BP（adrenal 4 binding protein，肾上腺 4 结合蛋白）：又名类固醇因子-1（steroid factor-1），是一种鉴定肾上腺皮质癌的有用标志物：几乎所有的肾上腺癌都阳性，而肾细胞癌、肝细胞性肝癌和嫌色细胞癌阴性。

表 14-19　转移性透明细胞癌的鉴别诊断常用抗体

	RCC	A103	vimentin	CD10	CK7	inhibin	HepPar-1	其他
肾细胞癌	+	−	+	+	R−N	−	−	CAM5.2+
肾上腺皮质	−	+	+	−	R−N	+	−	Ad4BP +
肺	−	−	S	−	+	−	−	TTF-1+
卵巢	R	−	+	−	+	−	−	ER（S）
肝透明细胞癌	−	−	−	+*	−	−	+	
间皮瘤	−	−	+	S	+	calretinin+；mesothelin+；CK5/6+；WT-1+；MOC31−		

* 阳性信号位于毛细胆管周

15. uroplakin Ⅲ　是尿路上皮伞细胞特有的一种穿膜蛋白。对尿路上皮具有近乎完美的特异性（鳞状上皮阴性，卵巢移行细胞癌阴性），但敏感性（57%）一般。为防止漏诊，对盆腔器官的癌进行鉴别时应联合使用下列一组抗体（表 14-20）：

表 14-20　盆腔局部肿瘤的鉴别诊断

	URO Ⅲ	thrombomodulin	p63	CK7	CK20	WT-1	其他
尿路上皮癌	+	+	+	+	+	−	K903+
卵巢移行细胞癌	−	−	−	+	−	+	
前列腺癌	−	−	−	−	−	−	PSA+；PAP+
结肠癌	−	−	−	−	+	−	CDX2+

16. Gross cystic disease fluid protein（GCDFP，巨大囊肿病液体蛋白）and mammoglobin（乳球蛋白）　GCDFP 又名 GCDFP-15，在乳腺巨大囊肿病液体内含量丰富，并可见于所有具大汗腺分化特征的组织（除乳腺外，还包括涎腺、大汗腺、小汗腺、皮肤 Paget 病、外阴和前列腺）中。对转移性乳腺癌的特异性高达 99%，敏感性稍差（60%~70%），可用于肺癌的鉴别诊断（表 14-21）。

表 14-21　原发肺癌和乳腺癌肺转移的鉴别诊断

	GCDFP-15	TTF-1	CEA	ER/PR
原发肺癌	+	+	S	S
乳腺癌肺转移	-	-	+	-

mammoglobin 主要局限于乳腺，对乳腺癌具有高度敏感性，特异性的证据尚不足。

17. CD5　一种存在于 T 细胞和帽状带 B 细胞表面的糖蛋白受体，胸腺癌细胞也有表达。可用于纵隔 MCUP 的鉴别诊断：除胸腺癌（但梭形细胞胸腺癌 CD5 阴性）表达 CD5 外，转移性鳞癌、转移性未分化肺癌和生殖细胞肿瘤 CD5 均呈阴性。

胸膜转移癌与上皮性胸膜瘤的鉴别：出现在胸膜的恶性上皮性肿瘤，需要使用一组抗体对转移性肺癌，来自其他部位的转移癌和上皮性间皮瘤进行鉴别。TTF-1 是首选抗体，它对肺癌和间皮瘤的鉴别具有很高的特异性和敏感性。其次为 CK5/6，它主要表达于间皮瘤，在某些肺癌和其他癌（主要是鳞癌、移行细胞癌和卵巢癌）可呈局灶阳性。此外再推荐一组抗体：

间皮瘤阳性抗体：①calretinin：一种可见于多种组织（神经元、类固醇生成细胞、肾小管上皮、小汗腺、胸腺角化上皮和间皮细胞）的钙结合蛋白，Zymed 公司的抗体特异性最好，仅不到 10% 的腺癌灶状弱阳性；②WT-1：对间皮细胞增生和肿瘤以及卵巢癌（主要是浆液性癌）具有高度的特异性和敏感性，通常为细胞核弥漫强阳性，联合使用 BerEP4，可以进一步鉴别腹腔积液中的卵巢浆液性癌（BerEP4+）和增生性间皮细胞（BerEP4-）；③mesothelin：标记间皮细胞表面的一种抗原，对间皮瘤的敏感性高达 100%，但也见于 50% 的腺癌。其主要应用价值在于如果其他标志物的结果模棱两可，而 mesothelin 阴性，基本可以排除间皮瘤的诊断。

腺癌阳性抗体：①Bg8：一种抗 Lewis 抗体，约 90% 的腺癌阳性，不到10%的上皮性间皮瘤阳性；②BerEP4：90%~100%肺腺癌弥漫阳性，仅不到10%的上皮性间皮瘤灶状阳性；③MOC31：标记一种膜糖蛋白，大于90%的腺癌阳性，间皮瘤的阳性率小于10%，且为灶状弱阳性；④B72.3：识别一种肿瘤相关性糖蛋白，多见于腺癌，仅2%~5%间皮瘤阳性；⑤CEA：除前列腺、肾、乳腺和肝癌外，95%的肺癌和非肺癌阳性。

卵巢乳头状癌与腹膜间皮瘤鉴别诊断推荐使用抗体见表14-22。

表14-22　卵巢乳头状癌与腹膜间皮瘤的鉴别诊断

	Calretinin	WT-1	CK5/6	Bg8	BerEP4	MOC31	B72.3
卵巢乳头状癌	R	+	+	+	+	+	+
间皮瘤	+	+	+	−	−	−	−

九、激素受体（雌/孕激素受体，ER/PR）

ER和PR并不只见于激素靶器官（如乳腺、卵巢和子宫内膜），肺、胃和甲状腺肿瘤也常表达ER，偶见PR阳性。因此，单独使用ER对鉴别MCUP的来源特异性很差。联合使用多种CKs，ER在激素靶器官（如乳腺）的某些鉴别诊断中可能有一些用处。

十、Paget病

Paget病分为乳腺和乳腺外两种。前者几乎总是与乳腺癌相伴，是癌细胞侵及乳头皮肤的结果，而后者则有可能是转移癌。

与乳头皮肤的表皮细胞（CK7−）不同，大多数乳腺Paget病的肿瘤细胞CK7+，并同时表达GCDFP-15和CEA，ER和Her-2-neu也常常阳性。不过，乳头皮肤表皮内出现CK7+的细胞并不是Paget病所特有。当输乳管上皮或乳头上皮发生良性增生（例如乳头腺瘤），并长入乳头皮肤的表皮层后，也可呈现CK7+。

乳腺外Paget病主要发生于女性的外阴和肛周，也可见于男性和其他部位。外阴原发的Paget病起源于局部的汗腺导管，既可以是原位癌，也可伴有浸润。形态和组化标记（CK7+和GCDFP-15+）类似乳腺Paget病。发生于外阴以外、肛周区域的Paget病，需要除外转移癌（可来自直肠、宫颈和膀胱）。伴随结直肠癌转移出现的Paget病常可见印戒细胞和腺腔内坏死细胞的碎片。伴随尿路上皮癌转移出现的

Paget 病没有印戒细胞。它们的组化标志物详见表 14-23。

表 14-23　常用于 Paget 病鉴别诊断的免疫组化标志物

	CK7	GCDFP-15	CEA	其他
乳腺 Paget 病	+	+	+	
外阴 Paget 病，皮肤附属器原发癌	+	+	+	
Paget 样鳞状细胞癌	N			P16（+）
表现为外阴-肛周 Paget 病的结直肠转移癌	N	N	+	CD20（+），CDX2（+）
表现为外阴-肛周 Paget 病的尿路上皮转移癌	+	N	S	CD20（+），uroplakin（+）

注：+：总是弥漫性强阳性；S：有时阳性；R：罕见阳性，或罕有细胞阳性；N：阴性

十一、总结

对 MCUP 的鉴别诊断需要密切结合临床和影像学资料，这些信息能够使免疫组化技术的使用具有更高性价比。现将 MCUP 鉴别诊断的思路（图 14-1）和常用抗体（表 14-24，表 14-25）总结如下：

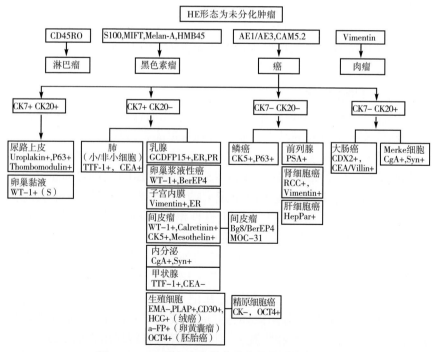

图 14-1　HE 形态为未分化肿瘤的鉴别诊断思路

表 14-24　用于未分化恶性肿瘤鉴别诊断的主要抗体

	CAM5.2	EMA	S-100	LCA	PLAP	CD30
癌	+	+	S	N	S	N
黑色素瘤	R-N	N	+	N	N	N
淋巴瘤	N	R-N	N	+	N	S
非精原细胞性生殖细胞肿瘤	+	N	N	N	+	+
精原细胞瘤	R-N	N	N	N	+	R-N

表 14-25　　　MCUP 鉴别诊断常用的抗体组合

	关注部位	与肺	与肝脏		关注部位	与肺	与肝脏
乳腺				**精原细胞瘤**			
CK7	+	+	N	CAM5.2	N-R	+	+
AE1/AE3	+	+	R-N	AE1/AE3	N	+	N-R
mCEA	S	+	N	PLAP	+	N	N
GCDFP-15	+	N	N	EMA	-	+	S
TTF-1	N	+	N	CD30	N-R	+	N
结肠				**胚胎性生殖细胞**			
CK7	R-N	+	N	AE1/AE3	+	+	N-R
Ck20	+	R-N	N	TTF-1	N	+	N
TTF-1	N	+	N	CK7	+/-	+	N
CDX2	+	R-N	N	PLAP	+	N	N
villin	+	S	N	CD30	+	N	N
胰腺胆管				**子宫内膜**			
CK7	+	+	N	CEA	N	+	N
Ck20	+	N	N	vimentin	+	N	N
mCEA	+	+	N	AE1/AE3	+	+	N-R
CDX2	S!	N	N	ER/PR	+	N	N
villin	S	S	N	**宫颈内膜**			
膀胱尿路上皮				mCEA	N	+	N
CK7	+	+	N	AE1/AE3	+	+	R-N
Ck20	+	N	N	pCEA	S	+	S*
uroplakin	+!	N	N	ER/PR	S	N	N
肾细胞				**前列腺**			
AE1/AE3	+	+		PSA	+	N	N
CEA	N	+	R-N	PSMA	+	N	N
TTF-1	N	+	N	mCEA	N	+	N
RCC	+!	N	N	pCEA	N	+	S*

	关注部位	与肺	与肝脏		关注部位	与肺	与肝脏
	甲状腺				胸腺		
TTF-1	+	+	N	CD5	S	S	N
mCEA	N	+	N	TTF-1	N	+	N
				CEA	S	+	N

	肺小细胞癌	与非肺小细胞癌	与 Merkel 细胞癌
CK7	+	+	N
CK20	N	N	+
TTF-1	+	R－N	N
Syn	+	+	+
CgA	S	S	S
CEA	S	S	N
NSE	+	+	+

*毛细胆管周围阳性；－敏感性低；＋几乎总是阳性；S 有时阳性；R 偶见阳性细胞；N 阴性

（刘从容　郑　杰）

第十五章　传　染　病

从 20 世纪 80 年代开始，因感染而手术切除的标本越来越多，传统的血清学检查和病原菌的组织培养已不能满足临床需求，免疫组化作为诊断病理的最重要方法之一，也应用到病毒、细菌、真菌和寄生虫等传染性基本的病理诊断中。

一、病毒感染（viral Infection）

仅依靠病毒感染导致的细胞病理改变来诊断病毒感染是远远不够的，约 50% 的已知病毒可见细胞内病毒包涵体，但未见病毒包涵体不能排除病毒感染的诊断，而且依靠病毒包涵体不能区别开不同的病毒，免疫组化染色具有针对性。

1. 乙肝病毒（hepatitis B virus）

（1）HbsAg：用于乙型肝炎的诊断及肝炎病毒携带者的研究。敏感性高，>80% 的血清学阳性乙肝患者组织学上可检测到。

（2）HbcAg：细胞核及细胞质均可阳性，以胞质表达为主时提示肝炎活性高。

2. 丙肝病毒（hepatitis C virus）　抗体应用较少，敏感性低于 HCV RNA 检测。抗 HCV E2 被膜糖蛋白的单克隆抗体，敏感性高，用 EnVision 方法可达 95%，用于慢性丙型肝炎的诊断及随访，HCV 肝硬化后移植肝再感染的早期诊断及鉴别诊断。

3. 疱疹病毒（herpesviruses）

（1）单纯疱疹病毒：抗 HAS 抗原的多克隆及单克隆抗体，敏感性高，但无法区别 HSV-1 和 HSV-2；特异性差。

（2）水痘带状疱疹（varicella zoster，VZV）：可阳性表达。抗 HAS 抗原的单克隆抗体，敏感性及特异性均高。

4. 人疱疹病毒 8（human herpesvirus 8）　Kaposi 肉瘤 latent associated nuclear antigen-1（LANA-1），用于 Kaposi 肉瘤的早期诊断，梭形细胞及血管裂隙的内皮细胞核阳性。

5. 巨细胞病毒（cytomegalovirus CMV）　　抗 CMV 的单克隆抗体，受 CMV 感染的细胞核及质染色阳性，可发现早期及隐性 CMV 感染。

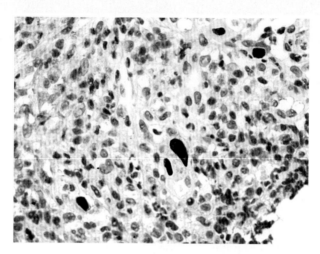

图 15-1　小肠黏膜内可见 CMV 病毒感染

6. 腺病毒（adenovirus）　　抗腺病毒的单克隆抗体，可识别所有 41 种血清亚型的腺病毒。

7. Parvovirus B19　　抗 VP1 和 VP2 衣壳蛋白的单克隆抗体，快速敏感检测出福尔马林固定石蜡包埋的骨髓组织中的病毒。

8. 出血热病毒（viral hemorrhagic fevers）

9. 乳多空病毒（papovaviruses）　　抗 VP1 蛋白的多克隆兔抗血清，敏感性、特异性均高的快速诊断方法，帮助确诊进展性多灶性白质脑病（PML）。

二、细菌感染

1. 幽门螺杆菌（Hp）感染　　活动性慢性胃炎经常有幽门螺杆菌感染。传统的银染色比 HE 染色能更清楚地看到幽门螺杆菌感染，Hp 免疫组化染色敏感性和特异性更高，能发现很少的杆菌，甚至价钱也更便宜。

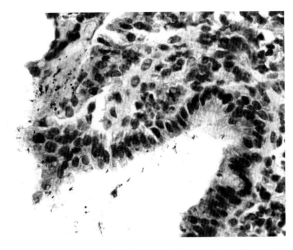

图 15-2　表浅的胃黏膜内可见较多弯曲的幽门螺杆菌

2. Whipple 病

3. Rocky Mountain spotted fever

4. Bartonella 感染

5. 其他

三、真菌感染

1. 念珠菌感染　抗念珠菌属的单克隆及多克隆抗体（单克隆抗体 3H8，多克隆抗体 1B12）敏感性高，与其他真菌之间无交叉反应。

2. 隐球菌感染　抗隐球菌的单克隆抗体 敏感性 97%，特异性 100%。

3. 曲霉菌感染　单克隆抗体（WF-AF-1，164G 和 611F），敏感性及特异性高。

四、原虫感染

基本不需要免疫组化，HE 即可诊断。如利什曼原虫感染单克隆抗体 p19-11 高敏感性及特异性。

（卢朝辉）